Andrea Ehring

Papaya

Das Krebsheilmittel der Aborigines

VERLAG PETER ERD MÜNCHEN

Die in diesem Buch aufgeführten Ratschläge wurden von Autor und Verlag sorgfältig geprüft. Eine Garantie bzw. Haftung kann jedoch nicht übernommen werden.

2. Auflage 2001
Umschlaggestaltung: Jane Behrends
Illustrationen: Beate Brömse
Redaktion: Sohan Böttler
Lektorat, Satz, Gestaltung: Ulrich Ehrlenspiel

ISBN 3-8138-0471-2

Inhalt

Teil 1

Papaya – die Krebsheilpflanze der Aborigines

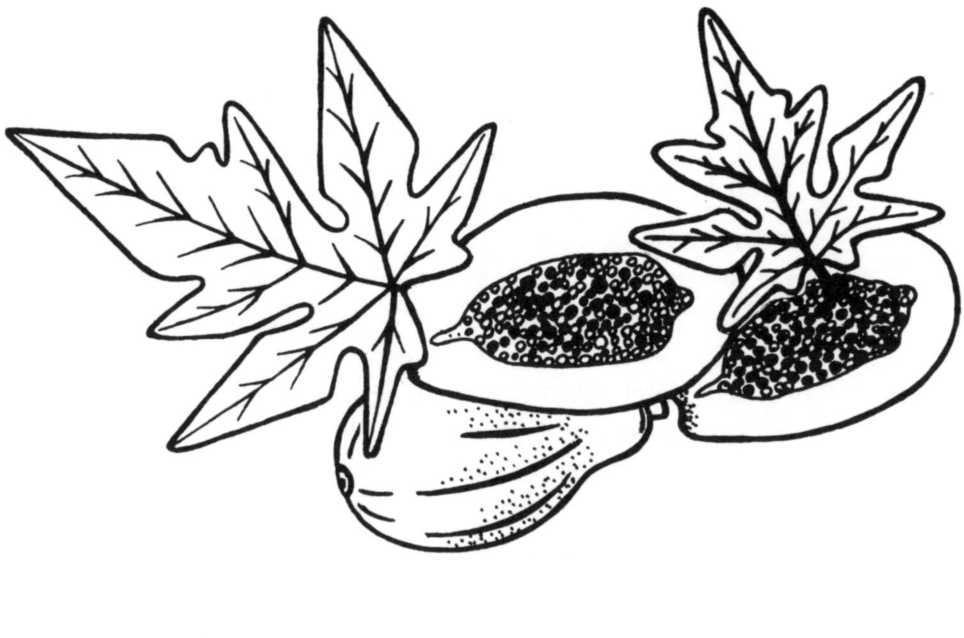

Die sanfte Alternative

Die Diagnose Krebs überrascht einen Menschen meist wie ein Blitz aus heiterem Himmel. Fast jeder hat im Laufe seines Lebens, wenn auch nur für kurze Zeit, schon einmal daran gedacht, daß auch er an Krebs erkranken könnte. In der Regel sieht es jedoch so aus, daß man diesen Gedanken möglichst schnell wieder verdrängt. Aber was geschieht, wenn man plötzlich wirklich mit dieser Situation konfrontiert wird? Krebs ist nicht nur eine Krankheit, Krebs ist auch eine Krise, denn sie leitet eine gewaltige Veränderung im Leben eines Menschen ein. Diese Erkrankung löst einen Wirbel an unterschiedlichen Emotionen aus, die ohne jede Rücksicht auf das bisherige Leben wie ein Tornado das Denken, Handeln und Fühlen durcheinanderwirbeln. Angst, Sorge, Zweifel, Ohnmacht, Wut, Ungewißheit und Hoffnung werden zu den täglichen Begleitern und lösen starken emotionalen Streß aus.

Die psychischen Auswirkungen einer Krebserkrankung können schwerwiegend sein.

Krebs als Chance?

Zunächst mag die Diagnose Krebs wie ein dunkler Schatten über Ihrem Leben liegen. Wenn Sie jedoch den ersten Schock überwunden haben, dann werden Sie feststellen, daß sich durch diese Krankheit für Sie nach und nach ganz neue Türen öffnen können.

Krebs ist sozusagen eine »Mutationskrankheit«, die einen Menschen völlig verändern kann. Krebs kann Sie in Bereiche hineinführen, die Ihnen vorher nicht zugänglich waren. Von völliger Verzweiflung bis zu dem Gefühl einer ungeahnten Freiheit und Klarheit können Sie während dieser Erkrankung alle Stadien durchlaufen. Durch eine Krebserkrankung werden Sie ganz einfach gezwungen, bestimmte Dinge in Ihrem Leben zu verändern. Sie müssen sich mit Situationen auseinandersetzen und sich mit Dingen beschäftigen, die Sie vorher vielleicht nie interessiert hätten. Krebs zwingt Sie dazu, intensiver, ehrlicher und tiefer zu leben, und wie nie zuvor in Ihrem Leben stellt sich plötzlich die Frage: Was ist wirklich wichtig für mich? Welcher Wunsch und welche Sehnsucht, die tief in meinem Herzen ruhen, möchten endlich beachtet werden?

Lernen Sie Ihren Körper kennen!

Es ist sehr wichtig, daß Sie im Laufe dieser Erkrankung sich selbst und Ihren Körper besser kennenlernen, denn das ist eine ganz entscheidende Voraussetzung, um gesund zu werden. Je besser Sie über die Funktionen in Ihrem Körper Bescheid wissen, desto eher finden Sie Ihre Schwachstellen heraus und können gezielt dagegen angehen. Machen Sie sich darauf gefaßt, daß Sie eine ganze Menge für sich selbst tun müssen. Krebs ist ein multikausales Geschehen, und darum ist Ihre aktive Mitarbeit unbedingt erforderlich. Ein Heilmittel allein reicht in den meisten Fällen nicht aus, um diese Erkrankung zu überwinden, denn viele verschiedene Faktoren sind am Krebsgeschehen beteiligt. Die Diagnose Krebs darf Ihnen keinen Anlaß zur Resignation geben, denn sie bietet Ihnen die Chance, Ihr Leben völlig neu zu gestalten und zu überdenken.

Krebs hat eine Vielzahl an Ursachen und muß daher auch mit einem Therapieprogramm aus verschiedenen Komponenten behandelt werden.

Informieren Sie sich über ergänzende Behandlungsmethoden

In diesem Buch möchte ich Ihnen nicht nur das hoffnungsvolle neue Papaya-Konzentrat vorstellen, ich möchte Ihnen darüber hinaus wichtige Informationen liefern, die Sie als Krebspatient unbedingt wissen sollten. In vielen Kliniken wird man häufig nicht über natürliche oder ergänzende Behandlungsmethoden informiert. Viele Ärzte kennen sich nur mit den rein konventionellen Behandlungsmethoden aus und können deshalb keine natürlichen Alternativen anbieten. Deshalb weise ich in diesem Buch immer wieder auf Möglichkeiten hin, durch die Sie sich nach Absprache mit einem Arzt oder Heilpraktiker notfalls auch selbst helfen können.

Papaya hat eine erstaunliche Wirkung

Die Wirkung des Papaya-Konzentrats hat in Australien schon vor Jahren Furore gemacht. In Europa wurde es erst kürzlich eingeführt.

Zunächst jedoch möchte ich über das vielversprechende Papaya-Konzentrat aus Australien berichten. Amerikanischen Forschungsergebnissen zufolge besitzt die Papaya äußerst wirksame krebshemmende Substanzen. Viele Patienten, die dieses Konzentrat über einen längeren Zeitraum eingenommen haben, können das bestätigen. Darüber hinaus berichteten sie über ein besseres Allgemeinbefinden, Schmerzlinderung oder sogar Schmerzfreiheit. Während man bei vielen anderen alternativen Behandlungsmethoden auf die Hilfe eines Arztes oder Heilpraktikers angewiesen ist, kann die Papaya-Kur problemlos zu Hause oder als ergänzende Maßnahme im Krankenhaus durchgeführt werden. Das Papaya-Konzentrat ist kein Medikament, sondern ein natürliches Mittel, das den inneren Arzt im Körper aktiviert und auf diese Weise zu einer Heilung führen kann.

Begeben Sie sich also nicht zwischen die »Mühlen« der Streitigkeiten zwischen den Anhängern der Schulmedizin und der alternativen Medizin! Achten Sie allein auf das, was Ihnen guttut und nützt. Schon Hippokrates sagte: »Die Menschen finden die Heilmittel nicht durch Überlegung, sondern eher durch glücklichen Zufall, und die Fachleute finden keineswegs mehr als die Laien.« Daß dieser Satz auch heute noch hochaktuell ist, beweist die Geschichte von Stan Sheldon, der sich als erster durch das Auskochen von Papayablättern vom Krebs heilte.

Die Geschichte von Stan Sheldon

Im Jahre 1962 wurde bei dem Australier Stan Sheldon ein schnellwachsender, beidseitiger Lungenkrebs diagnostiziert. Als er schon fast im Sterben lag, verriet ein alter Aborigine ihm ein geheimes Papayarezept, das von einem Schamanen stammte. In seiner Verzweiflung probierte er es aus. Er gab viele Papayablätter und -stiele in einen Topf, fügte Wasser hinzu, ließ diese Mischung zwei Stunden bei schwacher Hitze leicht kochen und goß sie dann ab. Täglich trank er etwa 200 Milliliter des unangenehm schmeckenden Absuds. Zusätzlich nahm er täglich drei Teelöffel Melasse ein - ebenfalls ein Heilungsgeheimnis der Aborigines. Nach zwei Monaten wurden seine Lungen im Rahmen einer vorgeschriebenen Tbc-Untersuchung geröntgt, und man stellte fest, daß beide Lungenflügel vollkommen gesund waren. Stan Sheldon teilte das natürlich sofort seinen Ärzten mit, die ihm das jedoch nicht glauben wollten. Nach einer weiteren Untersuchung bestätigte sich dieses Ergebnis. Die Lungen waren völlig sauber. Die Ärzte trauten ihren Augen nicht und gaben Stan Sheldon den Rat, weiter diesen »Papaya-Sud« zu trinken.

Stan Sheldon überwand als erster Weißer mit Hilfe eines Papaya-Extrakts eine schwere Lungenkrebs-Erkrankung.

Auch anderen konnte geholfen werden

Nach dieser unglaublichen Erfahrung gab Stan Sheldon das Rezept an andere Krebsleidende weiter. Sechzehn von ihnen wurden völlig gesund. Im Jahre 1978 ging er mit seinen Erfahrungen an die Öffentlichkeit. Den Anstoß dazu erhielt er durch eine verzweifelte Krebspatientin, die Zeitungsreportern ihr Schicksal schilderte. Sie hatte das Vertrauen in konventionelle Behandlungsmethoden verloren und war völlig ratlos. Stan Sheldon nahm Kontakt mit ihr auf und gab ihr das Papaya-Rezept. Daraufhin trank sie einige Monate lang den Papaya-Sud und wurde ebenfalls geheilt.

Heute lebt Stan Sheldon in einem Seniorenheim in Queensland. Daß Wissenschaftler inzwischen hochwirksame Substanzen gegen Krebs in der Papaya gefunden haben, wundert den heute 90jährigen überhaupt nicht. Er sagt dazu: »Ich lag bereits im Sterben, hatte Krebs in beiden Lungen und wurde durch Papaya wieder geheilt, mich überrascht das gar nicht, daß Wissenschaftler jetzt diese Entdeckung gemacht haben.«

Weiter sagte er: »Manchmal war es ziemlich schwierig, genügend Nachschub an Papayablättern zu erhalten. Nicht jeder möchte, daß man von seinen Bäumen die Blätter pflückt. Viele befürchten, daß der Baum dadurch kaputtgeht.«

Der Papayabaum wird erstmals zu Heilzwecken gezüchtet

Die Blätter des Papayabaums waren in Queensland bald so begehrt, daß der Nachschub auszugehen drohte. Erstmals wurde Papaya daraufhin zu Heilzwecken angebaut.

Nachdem 1978 die Stan-Sheldon-Story in der australischen Zeitschrift »Gold Coast Bulletin« erschienen und bekanntgeworden war, daß Papayablätter ein wirksames Mittel gegen Krebs sind, stellten viele Papaya-Züchter, Gartenbesitzer und Gärtnereien krebskranken Menschen die Blätter ihrer Papayabäume zur Verfügung. Einer von ihnen war Vern Forrest aus Burleigh Heads, der extra Papayabäume züchtete und die Blätter an krebskranke Patienten verteilte, die einen Vorrat davon brauchten. Er sagte: »Ich habe keine Zweifel, daß es wirkt. Ich kenne Leute, die jetzt noch herumlaufen, aber laut ihrer ursprünglichen Diagnose längst tot sein müßten. Die Behandlung mit Papaya hat ihnen geholfen, den Krebs zu besiegen.«

Stan Sheldon konnte nach eigenem Bekunden schon zahlreichen Krebskranken helfen. Er wurde nicht müde, die vielen Hilfesuchenden zu empfangen und ihnen Ratschläge mitzugeben. Dennoch will er auf keinen Fall, daß seine Behandlung mit Papaya-Extrakt als »Wunderheilung« für Krebs bezeichnet wird und warnt davor, anerkannte Methoden der Krebsbehandlung zu verwerfen.

Der Gesundheitsbaum

Die Papaya ist auch unter den Namen »Melonenbaum«, »Pawpaw«, »Poor Man's Banana« oder »Hoosier Banana« bekannt. Es gibt unterschiedliche Papaya-Arten, die in vielen tropischen Gegenden kultiviert werden. Zu den Haupterzeugerländern gehören Mittel-

und Südamerika, Florida, Hawaii, Indien, Afrika, Brasilien und Australien. Fossilien beweisen, daß die Papaya ursprünglich aus den USA stammt. Dieser schmal wachsende, konische Baum mit tropischem Aussehen kann bis zu acht Meter hoch werden. Blätter und Früchte wachsen direkt am Stamm. Nur in seltenen Fällen entwickelt er auch größere Äste. Seine dunkelgrünen, länglich hängenden Blätter werden bis zu 30 Zentimeter lang und geben dem Baum das interessante tropische Aussehen.

Papaya ist in den Tropen zu Hause. Bei uns kann sie daher nicht ohne weiteres im Freien gezüchtet werden.

Der Papayabaum besitzt samtige, dunkelbraune Blütenknospen, die dunkelbraune, etwa fünf Zentimeter breite, herabhängende Blüten hervorbringen. Je nach Standort und Klima blüht der Baum etwa sechs Wochen lang zwischen März und Mai. Die Papaya liebt das tropische Klima. Temperaturen unter 2-3 Grad Celsius können ihr schaden.

Papaya - der Medizinbaum

Viele neue Erkenntnisse, die uns heute durch die Wissenschaft oder durch die Naturheilkunde als besondere Neuheiten präsentiert werden, waren bereits fest im medizinischen Wissen der Aborigines, Inkas, Inder und verschiedener anderer Naturvölker verwurzelt. Das bedeutet, viele Therapien, die heute angewendet werden, sind eigentlich uralte Methoden in neuem Gewand.

Lange bevor das Penicillin entdeckt wurde, stellte man bereits im antiken Ägypten aus Schimmelpilzen ein Antibiotikum her. Auch den Kelten war bekannt, daß verschimmeltes Brot bei bestimmten Krankheiten helfen konnte. Was viele Naturvölker schon immer wußten, gewinnt bei uns erst an Bedeutung, wenn es wissenschaftlich belegt wurde. Für viele Vertreter der konventionellen Behandlungsmethoden haben Heilmittel, deren Wirkung man wissenschaftlich nicht nachweisen kann, kaum einen Wert, ganz gleich, wie viele Menschen durch diese biologischen Mittel bereits geheilt wurden. Wirklich kranken Menschen ist es egal, ob die Wirksamkeit eines Mittels sich wissenschaftlich nachweisen läßt oder nicht. Die Hauptsache ist: es hilft, heilt oder lindert Schmerzen.

Ein uraltes Heilmittel

Die Papaya ist ein altes Heilmittel, das schon von den Ureinwohnern Australiens zu Heilzwecken verwendet wurde. Die Aborigines besaßen noch einen natürlichen und gesunden Instinkt, der bei uns zivilisierten Menschen leider völlig verlorengegangen ist. Sie konnten sich einfügen in die Naturgesetze und wußten bei einer Krankheit genau, welche Pflanzen oder Früchte Heilkräfte besaßen, weil sie eins waren mit den mächtigen Kräften der Natur. Von diesem starken und intuitiv richtigen Wissen profitieren heute viele Menschen, die an diversen Zivilisationserkrankungen leiden. Leider gibt es inzwischen eine ganze Reihe Menschen, die durch die Nebenwirkungen der chemischen Medikamente krank geworden sind. Aus diesem Grund wendet man sich wieder vermehrt den natürlichen Heilmitteln zu, weil man immer mehr begreift: wirklich heilen kann nur die Natur.

Die australischen Aborigines benutzten Früchte und Blätter des Papayabaums für Auflagen.

Lange bevor Wissenschaftler die nützlichen und heilenden Wirkstoffe und Enzyme in der Papaya entdeckten, legten die Aborigines Blätter und Früchte der Papaya auf, um schwer heilende und eitrige Wunden zu behandeln. Auch das Teebaumöl, das heute in vielen Haushalten unentbehrlich ist, ist bei den Aborigines schon seit Jahrtausenden bekannt.

Die Legenden, die sich um den Medizinbaum Papaya ranken, sind sehr alt. Erforscher wie Kolumbus, Marco Polo, Vasco da Gama und Magellan berichteten über die Heilkräfte der Papaya in ihren schriftlichen Dokumentationen. Namen wie Gesundheitsmelone, goldener Baum des Lebens oder Medizinbaum weisen auf die vielfältigen Heilungskräfte hin, die die Papaya schon immer besaß. Kolumbus berichtete, daß die Eingeborenen der Karibik grundsätzlich ihre Mahlzeiten mit einer Papaya beendeten, um Verdauungsbeschwerden vorzubeugen. Bei den Einheimischen von Puerto Rico heißt die Papaya »Vannti«, was in ihrer Sprache »gesund« bedeutet. Für Marco Polo war die Frucht eine wertvolle Hilfe, weil sie durch ihren hohen Vitamin-C-Gehalt seine Seeleute vor Skorbut schützte.

Noch heute machen sich die Bewohner der Pazifikinseln die wertvollen Eigenschaften des Papayabaumes zunutze. Der Fruchtsaft ist Bestandteil vieler Hustenmittel, Kräftigungselixiere und milder Beruhigungsmittel.

Das Papain wird entdeckt

Erst gegen Ende des letzten Jahrhunderts gelang es Wissenschaftlern, aus den Blättern und unreifen Früchten des Papayabaumes das eiweißspaltende Enzym Papain zu gewinnen. Das Papain ist ein Teil des Abwehrsystems der Pflanzen gegen Mikroorganismen. Erstaunlich ist, daß der Papayabaum fast nie von Krankheiten oder Parasiten befallen wird, weil er eine enorme Widerstandskraft besitzt. Später stellte man fest, daß dieses Enzym auch für den Menschen von großer Bedeutung ist. Es wurden Kulturen mit speziellen Krebszellen gezüchtet, denen man Enzyme pflanzlicher Herkunft, wie zum Beispiel Papain aus der Papaya oder Bromelain aus der Ananas, zufügte. Auch Enzyme tierischer Herkunft wurden den Kulturen zugefügt. Dabei machte man die Beobachtung, daß alle untersuchten Enzymgemische eine krebszellzerstörende Wirkung entfalteten. Heute weiß man aufgrund langjähriger Forschungen, daß Enzyme die Aktivität der Abwehrzellen steigern und auf diese Weise die Tumorzellen bei der Metastasenbildung hemmen. Die Tumorzellen werden nicht durch die Enzyme direkt zerstört, sondern durch die Steigerung der körpereigenen Abwehrkräfte. Dies ist ein natürlicher Vorgang, bei dem der Körper angeregt wird,

Papain ist Teil des äußerst wirksamen Abwehrsystems des Papayabaums gegen Mikroorganismen.

sich selbst zu heilen und nicht noch zusätzlich belastet wird. Tierversuche zeigten, daß durch proteolytische Enzyme, wie zum Beispiel das Papain, strahlenbedingte Nebenwirkungen vermindert werden können. Das Institut der USAF wies bereits in den 60er Jahren an Hand von kontrollierten Doppelblindversuchen nach, daß 50 Prozent der bestrahlten Ratten überlebten, die unter Papainschutz standen. (1)

Papain hilft der Verdauung auf die Sprünge

Papain ähnelt in seiner Molekularstruktur den menschlichen Verdauungsenzymen.

Das Papain findet heute einzeln oder in Verbindung mit anderen Enzymen eine breite Anwendung in der Medizin. Besonders bei entzündlichen Erkrankungen aller Art beschleunigt es den Heilungsprozeß, weil Entzündungen und Schwellungen rascher abklingen, die Durchblutung verbessert wird und Schmerzen schneller beseitigt werden. Das eiweißspaltende Enzym Papain ähnelt in seiner Wirkung bestimmten menschlichen Verdauungsenzymen und ist aus diesem Grund hervorragend bei allen Verdauungsproblemen und Störungen des Verdauungstraktes sowie bei Magen- und Darmgeschwüren einsetzbar. In der Küche wird Papayapulver zum Erweichen von zähem Fleisch verwendet.

Papaya-Extrakt findet Anerkennung

Bereits seit 1963 wird Papaya erfolgreich von amerikanischen Ärzten bei Hexenschuß und Ischias in die Lumbalregion injiziert. Seit 1982 wird der Papaya-Extrakt von der US-amerikanischen Arzneimittelbehörde offiziell anerkannt.
Salben mit Papayawirkstoffen werden bei Entzündungen der Haut, bei Gürtelrose, schlecht heilenden Wunden, Fisteln, Abszessen und Oberflächentumoren verordnet. Papayatinkturen in Verbindung mit Aloe werden erfolgreich bei Hautkrebspatienten eingesetzt.

Ein neues Krebsheilmittel wird entdeckt

In den Jahren 1992 bis 1995 fanden Wissenschaftler heraus, daß die Langblatt Papaya Asimina Longifolia Kral zwei außerordentlich starke Wirkstoffkomponenten gegen Tumore aufweist. Nach den Untersuchungsergebnissen von Dr. Jerry L. McLaughlin sollen die Wirkstoffe in Papaya millionenfach stärker sein als das stärkste Antikrebsmittel (Zytostatikum).

Nahezu alle Teile des Baumes können zu medizinischen Zwecken genutzt werden. Nicht nur die Blätter und Stiele des Papayabaumes besitzen Wirkstoffe, die krebshemmende Eigenschaften haben, sondern auch die Schale der Frucht. Viele Krebspatienten in Australien, die nicht ausreichend Blätter für ihre Therapie zur Verfügung hatten, kochten deshalb die Schalen der Frucht aus, um sich einen Extrakt daraus herzustellen.

Praktisch alle Teile des Papayabaumes haben eine Heilwirkung.

Papaya mit Aloe vera gegen Hautkrebs

Der Krebsforscher Dr. Antoine Palade von Gold Coast ist überzeugt von der heilenden Wirkung der Papaya. In einem Interview in der australischen Zeitung »Sunday Mail« erklärte er, daß die Papaya bislang stark unterschätzt wurde. Er sagte: »Das einzige, was mich verwundert, ist, daß Forschungen über die allgemeine Wirksamkeit des Papaya-Extraktes nicht schon viel früher betrieben wurden.« Er selbst hat die Erfahrung gemacht, daß man mit einer Mischung aus Papaya-Konzentrat und Aloe-vera-Tinktur Hautkrebs bei Menschen und Tieren heilen kann. Inzwischen setzen auch Naturärzte aus der Schweiz bei Hauterkrankungen das Papaya-Konzentrat innerlich und äußerlich mit gutem Erfolg ein.

Ein breites Wirkspektrum

Die im Papaya-Konzentrat enthaltenen Wirkstoffe lösen vielfältige positive Wirkungen im Organismus aus. Sie aktivieren die inneren Heilkräfte des Körpers und können deshalb nicht nur bei Krebs, sondern auch bei einer ganzen Reihe anderer Erkrankungen mit Erfolg eingesetzt werden. Durch den Einsatz von Papaya-Konzentrat wurden bei Erkrankungen wie Akne, Ekzemen, Depressionen, Immunschwäche, Gelenkschmerzen, Muskelrheuma, Leberleiden, Magen- und Darmerkrankungen und allgemeinen Stoffwechselstörungen bisher erstaunliche Erfolge erzielt. Mit diesem wirkungsvollen Konzentrat hat uns die Natur ein Mittel zur Verfügung gestellt, das die natürliche Ordnung im Körper wiederherstellen kann. Aus den vielen wertvollen Substanzen, die im Papaya-Konzentrat enthalten sind, sucht sich der Organismus die Wirkstoffe heraus, die er für die Heilung benötigt. Erstaunlich ist dabei, daß häufig hartnäckige Beschwerden, die schon seit vielen Jahren bestehen und auf andere Therapien nicht ansprechen, in relativ kurzer Zeit geheilt werden können.

Wissenschaftliches über Papaya

Seit 1992 werden an verschiedenen Universitäten umfangreiche Studien über die Wirkung von Papaya angestellt.

In den Jahren 1992 bis 1995 führten die Wissenschaftler Dr. Jerry L. McLaughlin, Dr. Qing Ye, Dr. Yan Zhang und Geng-Xian Zhao im Amt für Medizinische Chemie und Pharmakologie (einem Institut für Pharmazie und Pharmazeutische Wissenschaften) an der Purdue-Universität West-Lafayette in Indiana/USA umfangreiche Untersuchungen durch. Diese Untersuchungen wurden unterstützt durch das Nationale Krebs- und Gesundheitsinstitut der USA (National Cancer Institutes of Health, USA).
In Zusammenarbeit mit Prof. Dr. Mi Hee Woo, dem Leiter des Amtes und Institutes für Pharmazie an der Taego-Hyosumg-Universität, Korea, sowie Dr. Dean R. Evert, dem Leiter des Amtes für Gartenbau der Georgia-Agrarkultur-Versuchsstation der Universität Georgia, Tifton/USA, kam man zu folgendem Ergebnis: Die krebstötenden Substanzen wurden in allen Teilen des Papayabaumes gefunden, hauptsächlich jedoch in den Blättern, Stielen und kleinen Ästen. Aus den Blättern und Stielen der Langblatt-Papaya

(Asimina Longifolia Kral) wurden zwei Substanzen isoliert, die außerordentlich starke bioaktive Wirkstoffkomponenten gegen Krebs aufweisen. Die Wirkstoffe Longicin und Goniothalamicione wurden als bioaktive Monotetrahydrofurane Acetogenis erkannt und isoliert. Mittels des sogenannten BST-Tests (brine shrimp lethality test) wurden weitere neun Wirkstoffe gegen Krebs bereits in der ersten Phase der Untersuchungen in den Pflanzenteilen entdeckt.

Ein hochwirksames Zytostatikum

Auf der Basis von chemischen Methoden und unter Einsatz von Hochleistungsspektroskopen wurde der strukturelle Aufbau der Wirkstoffe entschlüsselt. Die nachfolgenden Experimente an Zellwucherungen verdeutlichten ihre signifikanten Zytolyse-Eigenschaften. Die gefundenen Stoffwechselprodukte (Acetogenis) sind kraftvolle Hemmer und Unterdrücker des mitochondrialen Elektronen Transportsystems (Mitochondrium = Faden- oder kugelförmiges Gebilde in Zellen, das der Atmung und dem Stoffwechsel der Zelle dient). (2)

Die tumorhemmende Wirkung von Papaya konnte in Versuchen nachgewiesen werden.

Nach Angaben von Dr. Jerry McLaughlin sind die Wirkstoffe in Papaya millionenfach stärker als das meistverwendete Zytostatikum.

Schleppende Forschungstätigkeit

Obwohl man seit 1978 von Heilerfolgen durch Papaya-Extrakte weiß, lassen weitere Forschungen über die Heilwirkung von Papaya noch auf sich warten. Das australische Gesetz erlaubt es nämlich nicht, Untersuchungen und Therapietests für das Papaya-Naturheilmittel durchführen zu lassen. Man ist also hier auf Forschungsprojekte aus dem Ausland angewiesen. Ehemalige Krebspatienten, die durch Papaya-Extrakt geheilt wurden, zeigen sich empört darüber, daß keine weiteren Forschungen über den Papaya-Extrakt durchgeführt werden.

Die Vorsitzende der Niederlassung der Australian Medical Association von Gold Coast sagt: »Krebspatienten, die an die Heilkraft des Papaya-Extraktes glauben, müssen selbst jemanden finden, der Forschungen betreibt.«

Wir sollten auch bei der Beurteilung eines Naturheilmittels nicht einer blinden Wissenschaftsgläubigkeit verfallen.

Wissenschaft ist nicht alles

Daß Versuche und Forschungen nicht das Maß aller Dinge sind, weiß jeder, der sich näher damit beschäftigt hat. Besonders Tierversuche sind nicht unbedingt verläßlich und häufig nicht auf den Menschen zu übertragen. Das Kaninchen, ein beliebtes Versuchstier, kann zum Beispiel ohne weiteres einen Knollenblätterpilz verzehren, dessen Wirkung für den Menschen absolut tödlich ist. Eine geringe Dosis Penicillin kann beispielsweise ein Meerschweinchen töten, während Menschen von dieser Substanz von schweren Krankheiten geheilt werden können. Außerdem sollte man bedenken, daß künstlich herbeigeführte Störungen oder Krankheiten niemals identisch mit einem natürlichen Krankheitsverlauf sein können.

Bei allem Forschen, Testen und Analysieren wird häufig der kranke Mensch vergessen. Alles, was sich nicht wissenschaftlich exakt beweisen läßt, wird angezweifelt. Man zweifelt selbst dort, wo die Erfahrung immer wieder eindeutige Beweise liefert. Die Rückmeldungen und Berichte aus der Praxis können immer wieder aufs neue die Wirksamkeit des Papaya-Konzentrates bestätigen.

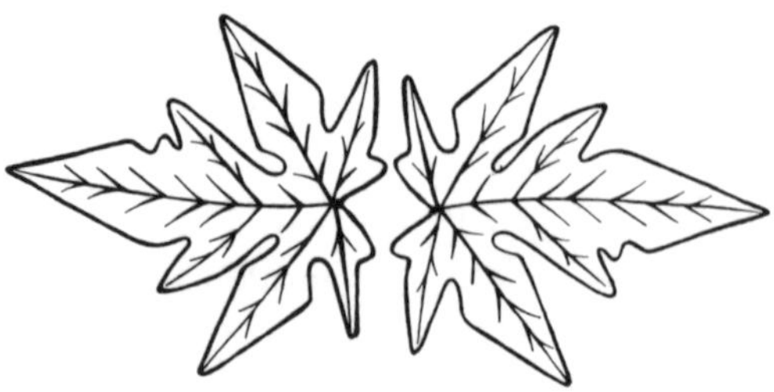

Die Papaya-Medizin

Ursprünglich war der Papaya-Extrakt (Sud) ein Jahrtausende altes Aborigine-Rezept. Durch intensive Forschungen und Studien gelang es dem australischen Naturheilkundigen José Perko vor einigen Jahren, dieses Rezept durch weitere Zusätze, die ebenfalls krebshemmende Wirkstoffe enthalten, zu ergänzen und zu verbessern.

Das Papaya-Konzentrat

Neben dem reinen Papaya-Extrakt, das aus Blättern, Früchten und Kernen des Papayabaumes gewonnen wird, enthält das Konzentrat zusätzlich noch Kombucha und grünen Tee. Diese Wirkstoffkombination stärkt und aktiviert das Immunsystem. Neben dem Papaya-Pflanzenkonzentrat als Hauptbestandteil spielt der Kombucha-Teepilz eine wichtige Rolle. Kombucha reinigt das Drüsensystem des menschlichen Körpers, entfernt Stoffwechselschlacken und aktiviert den Stoffwechsel. Die in Kombucha enthaltene Glukuronsäure, deren Bedeutung wissenschaftlich anerkannt ist, ist maßgeblich an der Entgiftung des Körpers beteiligt. Sie verbindet sich mit körperfremden Giftstoffen und Abfallprodukten des Stoffwechsels. Die Schadstoffe koppeln sich an die Glukuronsäure und werden mit dem Urin ausgeschieden. In einem gesunden Organismus kann Glukuronsäure von der Leber selbst gebildet werden, so daß eine ausreichende Entgiftung gewährleistet ist. In einem chronisch kranken Körper, der mit Stoffwechselgiften belastet ist, schafft es die Leber nicht mehr, ausreichend Glukuronsäure zu produzieren. Besonders bei Krebskranken, deren Leber nicht nur durch Stoffwechselgifte, sondern auch durch Medikamente, Chemo- und

Im Papaya-Konzentrat werden drei Naturheilmittel gegen Krebs kombiniert.

Strahlentherapie sehr stark belastet wird, ist eine Zufuhr von Glukuronsäure äußerst wichtig. Darüber hinaus entgiftet und saniert Kombucha den Darm und hemmt krankheitserregende Darmbakterien in ihrem Wachstum. Eine intakte Darmflora ist für Krebskranke besonders wichtig.

Ein weiterer Bestandteil des Papaya-Konzentrats ist grüner Tee. Im National Cancer Research Institute in Tokio fanden Wissenschaftler heraus, daß grüner Tee antikanzerogene Wirkstoffe besitzt. Nach diversen Versuchen stellte man fest, daß der Wirkstoff EGCG krebshemmende Eigenschaften hat.

Seit einigen Jahren ist das Papaya-Superkonzentrat in Australien auf dem Markt für Natur- und Gesundheitsmittel äußerst erfolgreich vertreten und wird von dort in viele Teile der Welt exportiert.

Wer sollte das Papaya-Konzentrat einnehmen?

Das Papaya-Konzentrat kann außer bei Krebs auch bei verschiedenen Magen-Darm-Erkrankungen eingenommen werden.

- Papaya-Konzentrat wirkt bei folgenden Erkrankungen: Alle Krebserkrankungen, Magen- und Darmerkrankungen (Magen- und Zwölffingerdarmgeschwüre, Colitis ulcerosa, Hämorrhoiden, Reizcolon, Darmverstopfung), Leberleiden, allgemeine Stoffwechselstörungen, Hauterkrankungen, Immunschwäche, Gelenkschmerzen, Muskelrheuma und depressive Verstimmungen.
- Papaya-Konzentrat kann als tägliche Nahrungsergänzung und vorbeugende Maßnahme zur Gesunderhaltung eingenommen werden. Die prophylaktische Einnahme ist besonders für Personen geeignet, in deren Familien bereits vermehrt Krebserkrankungen aufgetreten sind. In diesem Fall ist es empfehlenswert, das Papaya-Konzentrat kurmäßig mehrmals im Jahr einzunehmen.
- Auch für Personen, bei denen ein Risiko besteht, durch äußere Faktoren an Krebs zu erkranken, ist die prophylaktische Einnahme zu empfehlen. Zu den Risikogruppen gehören alle Personen, die durch einen mit Schadstoff belasteten Arbeitsplatz ein erhöhtes Krebsrisiko eingehen. Als Beispiele sind Teer, Ruß, Räucherstoffe,

Benzpyren, Anilin, Buttergelb usw. zu nennen. Auch sehr starke Raucher oder Personen mit einer Präcancerose können kurmäßig das Papaya-Konzentrat einnehmen.

- Eine Langzeit-Intensivanwendung ist vor, während und nach einer Strahlen- und Chemotherapie zu empfehlen, ebenso nach Operationen, als Nachsorge, zur Metastasenprophylaxe und bei bereits bestehenden Metastasen.

Papaya-Konzentrat ist besonders hilfreich, wenn es darum geht, die schweren Nebenwirkungen einer Chemotherapie zu lindern.

Wie wird Papaya-Konzentrat eingenommen?

Zur täglichen Nahrungsergänzung sollten 3 Teelöffel des Konzentrates zusammen mit etwas Flüssigkeit (zum Beispiel Frucht- oder Gemüsesaft) eine halbe Stunde vor den Mahlzeiten gut eingespeichelt eingenommen werden. Wer an Magenübersäuerung leidet, kann das Konzentrat noch weiter verdünnen. Eine Flasche Papaya-Konzentrat mit 350 Milliliter ist bei einer Dosierung von 3 Teelöffeln pro Tag ausreichend für 23 Tage.
Bei nervösen Magen- und Darmbeschwerden ist eine Dosierung von dreimal einem Teelöffel Konzentrat täglich über einige Wochen zu empfehlen. Bei depressiven Verstimmungen hat sich eine Dosierung von zweimal 2 Teelöffeln Konzentrat täglich bewährt.
Generell kann die Menge bei erhöhtem Bedarf langsam verdoppelt werden. Bei Krebserkrankungen wird die Dosis stufenweise bis auf 8 Teelöffel täglich erhöht.

Hat das Papaya-Konzentrat Nebenwirkungen?

Als wissenschaftlich anerkanntes biologisches Funktionsmittel ist das Papaya-Konzentrat als Nahrungsergänzungsmittel zur Abwehr von körperfremden Zellen bestimmt. Dies geschieht ohne schädliche Nebenwirkungen durch natürliche Prozesse im Organismus. Die im Papaya-Konzentrat enthaltenen Substanzen können vom Körper vollständig assimiliert und verwertet werden. Naturmittel verursachen in der Regel keine Spontaneffekte, sie sorgen vielmehr dafür, daß der Organismus langsam und schonend zu einer Umstimmung und Stabilisierung angeregt wird.

Nicht jeder Durchfall – soweit er nicht chronisch ist – muß ein schlechtes Zeichen sein. Er kann auch Symptom eines Entgiftungsprozesses sein.

Hohe Dosierungen führen zu Durchfall

Wenn das Papaya-Konzentrat hochdosiert eingenommen wird, stellt sich in vielen Fällen Durchfall ein, der jedoch ggf. sehr positiv zu werten ist, weil er den Körper von Schlacken und Giften reinigt. Die Zusammensetzung des Papaya-Konzentrates zeichnet sich durch besonders immunsystemstärkende Eigenschaften aus. Negative Nebenwirkungen sind bisher nicht bekannt. Im Gegenteil, das Papaya-Konzentrat ist ein sehr verträgliches biologisches Funktionsmittel, das ohne Konservierungsmittel oder andere schädliche Verfahren (Erhitzen, Bestrahlen) hergestellt wird. Es stammt aus kontrollierten Pflanzungen an arttypisch ausgewählten Standorten Australiens, wo die Papayapflanze heimisch ist. Auf den Einsatz von chemischen Spritzmitteln wird völlig verzichtet. Regelmäßige Laboruntersuchungen bestätigen seine Rückstandsfreiheit. Papaya-Konzentrat kann bedenkenlos auch ergänzend zu anderen Behandlungsmethoden eingenommen werden.
Auf eine Einnahme während der Schwangerschaft sollte man jedoch verzichten.

Die Papayafrucht

Die Papayafrucht, die in ihrem Aussehen der Mango sehr ähnelt, wiegt zwischen 140 und 400 Gramm und wird etwa 8-15 Zentimeter lang. Papayas wachsen oft in einer Traube bis zu 9 einzelnen Früchten am Baum. Die Papaya ist eine sehr vitaminreiche, enzymhaltige und mineralstoffreiche Frucht. Neben den Vitaminen E und B enthält sie mehr Vitamin A als Möhren und mehr Vitamin C als Orangen, darüber hinaus enthält sie das eiweißspaltende Enzym

Papain. Die Frucht ist reif, wenn die Schale gelb wird, braune Flecken bekommt und auf Fingerdruck nachgibt. Da die Papaya keine eigene Fruchtsäure besitzt, benötigt das süßliche Fruchtfleisch etwas Zitronensaft, um sein Aroma voll zu entfalten.

Papaya-Gemüse

Mit Papaya kann man köstliche und gesunde Gerichte bereiten.

Unreife Früchte, deren Schale noch grün ist, können als Gemüse verarbeitet werden. Sie haben einen interessanten herben Geschmack. Wer unter Verdauungsproblemen leidet, sollte die grüne, noch nicht ganz reife Papaya zu sich nehmen, denn nur sie enthält reichhaltig das wertvolle Papain. Grüne Papayastücke sind eine Bereicherung für jeden gemischten Salat. Wegen des eiweißspaltenden Enzyms Papain dürfen die Früchte nicht mit Milch oder Gelatine zusammen verarbeitet werden. Durch Kochen wird das Enzym inaktiviert, daher sollte die Papaya möglichst roh gegessen werden.
Wer die Heilkraft der Papaya voll ausschöpfen möchte, sollte Papayas aus biologischem Anbau, möglichst mit Haut, Frucht und Kernen, verzehren. Da bei uns ungespritze Papayas oft schwer erhältlich sind, können Sie nur das Fruchtfleisch und die Kerne essen. Die Kerne schmecken allerdings scheußlich.
Die Papayafrucht darf in ihrer Heilwirkung nicht mit dem hochwertigen Papaya-Konzentrat verglichen werden. Es ist auch nicht ratsam, die Schalen von Papayas auszukochen, wenn man nicht genau weiß, daß sie aus biologischem Anbau stammen.

Papaya-Tabletten

Auch die Papaya-Tabletten dürfen nicht mit dem Papaya-Konzentrat gleichgesetzt werden. Trotzdem ist ihre Wirkung nicht unerheblich, denn sie enthalten vor allem das eiweißspaltende Enzym Papain, das eine Menge Vorzüge aufweist. Das Enzym besitzt eine ganze Reihe Eigenschaften, von denen Krebskranke profitieren können. Wissenschaftliche Untersuchungen bestätigen, daß das Immunsystem durch die Einnahme von Papaya gekräftigt wird.

Papain hilft Ihrem Immunsystem

Wenn das Immunsystem gestört ist, bildet es ggf. zu viele Abwehrzellen. Papain reguliert das Gleichgewicht wieder ein.

Papain beseitigt Immunkomplexe und verhindert Immunkomplexneubildungen. Eigentlich sind Immunkomplexe ein notwendiger Bestandteil der körpereigenen Immunabwehr. Werden jedoch zuviele Immunkomplexe gebildet, dann wirkt sich das meist negativ aus, weil dadurch die Immunabwehr blockiert wird. Bei bestimmten Krebserkrankungen ist meist ein extrem hoher Immunkomplexspiegel nachweisbar.
Das Papain aus der Papaya ist in der Lage, diese Immunkomplexe zu reduzieren, weil die Enzyme Immunkomplexe spalten und auf diese Weise helfen, die Funktion einer normalen Körperabwehr wiederherzustellen.
Wenn pflanzliche Enzyme wie Papain und Bromelain aus der Ananas mit Enzymen tierischer Herkunft kombiniert werden, ist die Wirkung noch größer.

Papain wirkt antiseptisch

Papain, das nur in der grünen Papaya enthalten ist, besitzt antiseptische Eigenschaften, hilft bei der Reinigung der Gewebe und Darmwände, überflüssiger Schleim und tote Gewebezellen werden schneller abgebaut. Sicherlich sind das die wesentlichen Gründe, warum das Immunsystem durch die Einnahme von Papaya gestärkt wird, denn immerhin gehören wichtige sekundäre lymphatische Organe zum Darm.
Reine Papaya-Tabletten sind besonders für Personen zu empfehlen, die nach einer eiweißreichen Mahlzeit unter Völlegefühl, Blähungen und Aufstoßen leiden. Diese Symptome können darauf hinweisen, daß zu wenig proteolytische (eiweißspaltende) Enzyme im

Körper vorhanden sind. Ein Problem der heutigen Ernährung besteht darin, daß nur ein Teil der eiweißhaltigen Nahrung richtig aufgespalten wird.

Papain hilft bei zu wenig Magensäure

Ab dem 35. Lebensjahr produzieren viele Menschen immer weniger Magensäure. Demzufolge funktioniert die Eiweißverdauung im Magen nicht mehr richtig, und auch im oberen Dünndarm können die eiweißzersetzenden Enzyme der Bauchspeicheldrüse die Eiweißmoleküle nur unzureichend zerlegen. Durch das unverdaute Eiweiß können krebserregende Fäulnisprodukte im Darm entstehen.

Papain hilft dem Magen bei der Eiweißverdauung.

Das im Magen enthaltene Enzym Pepsin ist ein kräftiges Verdauungsmittel für Proteine. Es wirkt jedoch nur in saurer Umgebung. Papain hingegen besitzt die Fähigkeit, in saurer, alkalischer und neutraler Umgebung zu wirken. Für Menschen, die zu wenig Magensäure oder Verdauungsenzyme besitzen, ist die Einnahme von Papaya-Tabletten eine große Hilfe.

Reine Papaya-Tabletten oder Papaya-Tabletten mit Kümmel sind über Apotheken oder Naturproduktversand-Firmen zu beziehen. Enzymtabletten, die neben Papain noch andere Enzyme enthalten, sind unter dem Namen Wobenzym-Dragees bekannt und in Apotheken erhältlich.

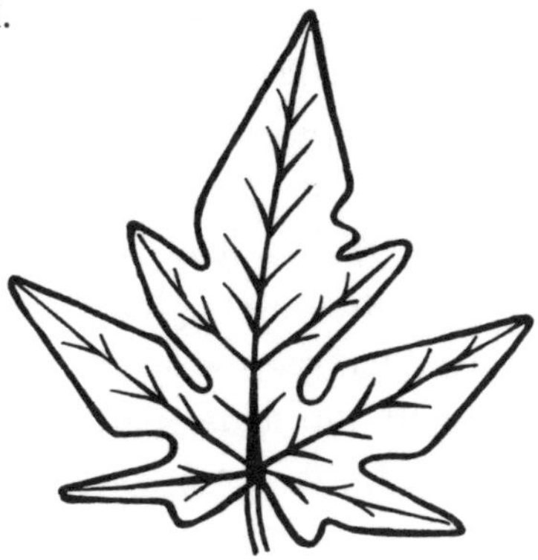

Tips und Rezepte rund um die Papaya

Papaya selbst anpflanzen

Papaya züchtet man am besten in großen Töpfen, damit man sie ggf. vor zu großer Kälte in Sicherheit bringen kann.

Obwohl die Papaya eine tropische Pflanze ist, läßt sie sich auch in unserem Klima, im Garten oder auf dem Balkon in großen Blumentöpfen oder Kübeln ziehen. Wer Papaya anpflanzen möchte, braucht natürlich etwas Geduld, aber schon nach wenigen Monaten sind die Pflanzen so weit gewachsen, daß Sie die ersten Blätter ernten können. Es ist ratsam, gleich mehrere Pflanzen in verschiedenen Töpfen zu züchten, damit Sie genug Blätter-Vorrat haben.
Ich selbst habe Papayapflanzen gezüchtet und sie in Blumentöpfen auf dem Balkon und an verschiedenen Stellen im Garten plaziert. Nicht alle Pflanzen keimen zur gleichen Zeit, manchmal besteht ein Unterschied von 7-14 Tagen. Fast alle Pflanzen zeigten ein kräftiges und gesundes Wachstum, nur die Pflanzen, die zu lange in der Sonne standen, bekamen gesprenkelte Blätter.

Züchten Sie Ihren eigenen Baum!

Einen kleinen Papayabaum zu züchten ist eigentlich ganz einfach und wird Ihnen auch dann gelingen, wenn Sie nur einen kleinen Balkon oder eine große Fensterbank zur Verfügung haben. Legen Sie einfach einen Papayakern in die Erde. Schon nach einigen Wochen können Sie beobachten, wie eine kleine Pflanze daraus entsteht. Eine Papaya anzupflanzen, sie langsam wachsen zu sehen, sie zu hegen und zu pflegen, um dann später einen heilenden Tee aus ihren Blättern zu kochen, ist ein Vorgang, der Ihre Heilung unterstützen und beschleunigen kann.

Zunächst einmal besorgen Sie sich gute Blumenerde und ein paar tiefe Blumentöpfe aus Ton. Wenn Sie die Blätter der Papaya ernten möchten, ist es sinnvoll, gleich mehrere Kerne in verschiedene Töpfe einzupflanzen. Die Blumentöpfe sollten wenigstens 30 Zentimeter tief sein. Die Wurzeln der Papaya wachsen sehr stark in die Tiefe, deshalb dürfen Sie keinen zu flachen Blumentopf nehmen. Natürlich können Sie die Papayapflanzen auch in kleinen Blumentöpfen vorziehen und später umpflanzen. Der Kern wird direkt aus der Papaya entnommen und 2 Zentimeter tief in die Erde gesteckt. Das Keimen der Samen geschieht unter der Erde. Der Sprößling erscheint ohne Samenlappen. Ehe der Sprößling an der Oberfläche erscheint, besitzt die Wurzel eine Tiefe bis zu 25 Zentimetern. Verlieren Sie also nicht die Geduld, es dauert 4-7 Wochen, bis der Sprößling an der Oberfläche erscheint. Während eines kühlen Sommers wächst die Papaya in 2-3 Monaten bei unserem Klima circa 25-30 Zentimeter und entwickelt 7-8 mittelgroße Blätter. Unter optimalen Treibhausbedingungen mit viel Licht und Wärme wird das Wachstum wesentlich beschleunigt.

Der Papayabaum treibt zunächst eine Wurzel. Bis man den Keimling zu sehen bekommt, braucht man daher viel Geduld.

Was Sie beachten sollten

Die Papaya wächst am besten in feuchter, leicht saurer Erde (pH-Wert 5-6,5). Die Zugabe von etwas Kompost ist zu empfehlen. Schwere, nasse, alkalische Erde sollte vermieden werden. Wenn der Boden zu alkalisch ist, können Sie etwas Torf hinzufügen. Ist der Boden zu sauer, fügen Sie ein wenig Kalk hinzu.

Grelles und brennendes Sonnenlicht sollte bei den zarten Pflanzen vermieden werden. Ideal ist ein Sonnenschutz durch andere Bäume oder Pflanzen, denn dadurch erhält die Papaya den ganzen Tag gefiltertes Sonnenlicht. Später, wenn die Pflanze zum kleinen Baum heranwächst, kann sie recht gut Sonnenlicht vertragen.

Falls die jungen Blätter durch zu starke Sonneneinwirkung Flecken bekommen, können Sie ein wenig Vitamin C (Ascorbinsäure aus der Apotheke) ins Gießwasser geben, das stärkt das Immunsystem der Pflanzen.

Vergessen Sie nicht, Ihren Papayabaum während des Wachstums ausgiebig zu düngen!

Auch die Reste von Ihrem Kräutertee können Sie hin und wieder mit Wasser verdünnt an die Pflanzen gießen. Besonders zu empfehlen sind Kamille und Brennessel. Während der Wachstumsphase ist regelmäßiges Düngen besonders wichtig. Zweimal im Jahr benötigt die Papaya einen organischen Dünger mit wasserlöslichen Spurenelementen, am besten Peru-Guano. Wenn die Blätter an den Rändern braun werden, benötigt die Erde etwas Kalidünger.

Im Grunde sind Papayas recht unempfindliche Bäume. Ihre lange Winterruhe läßt sie Temperaturen von 3-4 Grad Celsius aushalten. Im Sommer kann der Papayabaum in großen Kübeln im Garten oder auf dem Balkon stehen, im Winter jedoch sollte er unbedingt hereingeholt werden, da er keinen Frost verträgt.

Das geheime Rezept der Aborigines gegen Krebs

Wenn Ihnen die Zucht eines kleinen Papayabaumes gelungen ist, dann können Sie das Papaya-Heilgetränk selbst nach dem alten Aborigines-Rezept herstellen. Sieben bis acht mittelgroße Papayablätter werden kleingeschnitten und in 2 Liter Wasser zum Kochen gebracht. Die Blätter sollten circa 2 Stunden bei mittlerer Hitze so lange kochen, bis die Hälfte des Wassers verdunstet ist. Anschließend wird die Brühe abgefiltert und in Glasflaschen gefüllt. Im Kühlschrank ist dieses Heilgetränk 4-5 Tage oder etwas länger haltbar. Sobald es wolkig oder trüb wird, können Sie es nicht mehr verwenden. Trinken Sie dreimal täglich 50 Milliliter von diesem Papaya-Tee.

Übrigens, der Papaya-Tee, der in Apotheken erhältlich ist, erreicht auf keinen Fall die Hochwertigkeit des Papaya-Konzentrates und des selbsthergestellten Tees aus frischen Blättern. Er kann ergänzend zum Konzentrat getrunken werden.

Kombucha mit grünem Tee und Papaya

Das Rezept:
Mischen Sie 1 Liter des gerade beschriebenen Papayablätter-Tees mit 1 Liter grünem Tee. Für 1 Liter grünen Tee nehmen Sie 3-4 Teelöffel grünen Tee aus biologischem Anbau. Solange der Tee noch heiß ist, lösen Sie 140 Gramm Zucker darin auf. Wenn die Teemischungen abgekühlt sind, werden sie in einen großen Porzellan- oder Glaskrug gefüllt. Fügen Sie nun den Kombucha-Pilz hinzu, und decken Sie den Krug mit einer Mullbinde und einem Gummiring ab. Der Tee muß 7-10 Tage gären, wobei der Zucker durch den Fermentationsprozeß umgewandelt wird und seine Schädlichkeit verliert. Der Vorteil bei dieser Methode besteht darin, daß der Tee durch den Fermentationsprozeß im Kühlschrank für lange Zeit haltbar ist. Auf diese Weise können Sie sich einen kleinen Vorrat anlegen. Genaue Anleitungen zum Kombucha-Brauen finden Sie in meinem Buch »Kombucha ABC«.

Einen dem Papaya-Konzentrat entsprechender Tee kann man sich problemlos selbst zubereiten.

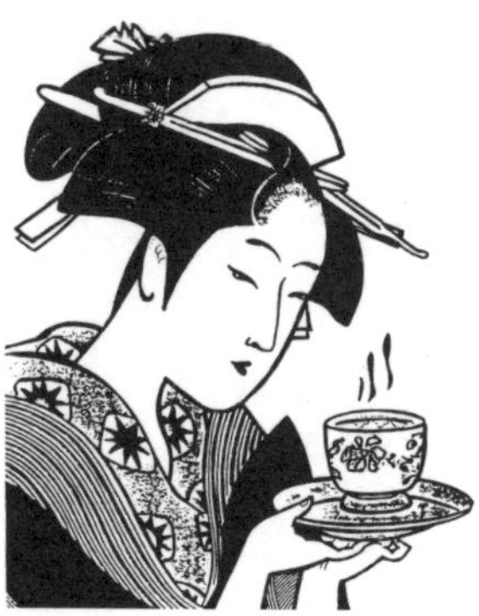

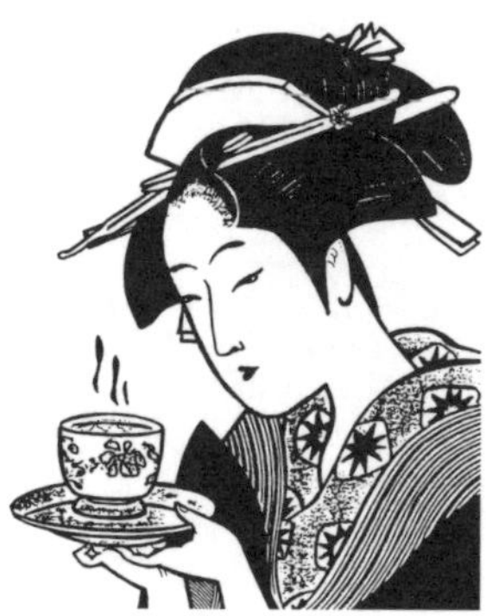

Teil 2

Wie Sie sich bei Krebs noch helfen können

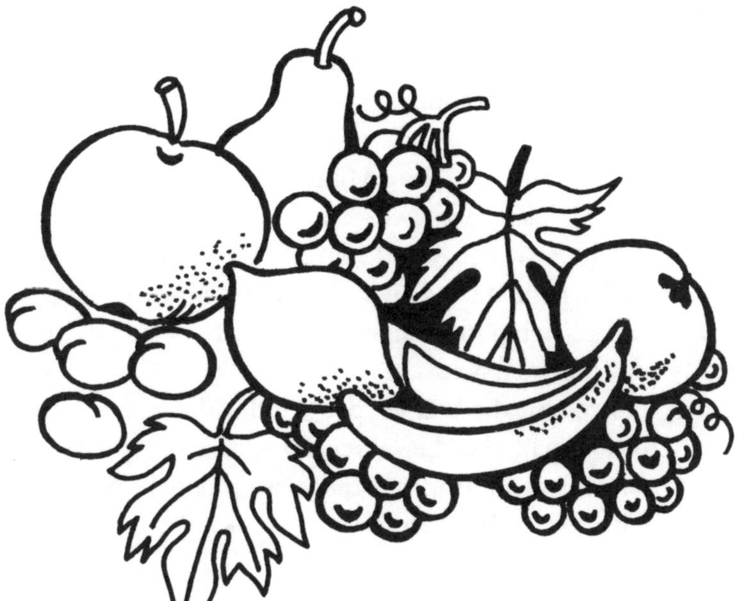

Obwohl ich eine Anhängerin der natürlichen Heilmethoden bin, finde ich es nicht sinnvoll, die konventionellen Behandlungsmethoden bei Krebs vollständig abzulehnen. Dort, wo sie im sinnvollen Maße Leben erhalten oder verlängern können, sollten sie unbedingt angewendet werden. Auch Operationen sind in vielen Fällen zu empfehlen, denn je weniger Tumormasse vorhanden ist, desto besser können die Naturheilmittel anschlagen.

Erwarten Sie nicht das schnelle Wunder von der alternativen Medizin!

Viele Patienten, die durch die konventionellen Behandlungsmethoden enttäuscht sind oder keine Heilung durch sie gefunden haben, wenden sich dann mit großen Hoffnungen an alternative Behandler. Was die Schulmedizin nicht vermag, wird dann von der alternativen Medizin erwartet – jedoch kann diese auch keine Wunder vollbringen, aber mit Sicherheit kann sie die Heilkräfte des Körpers steigern und die Lebensqualität des Kranken verbessern, oft kann sie sogar heilen, aber nicht immer. In einem fortgeschrittenen Stadium der Metastasierung sind die Heilungs- und Regenerationskräfte des Körpers oft verbraucht, so daß auch die biologischen Behandlungsmethoden den Körper nicht mehr zu einer Selbstheilung anregen können.

Ihre Mitarbeit ist entscheidend

Ganz gleich, nach welchen Methoden Sie sich behandeln lassen möchten, wichtig sind immer Ihre persönliche Mitarbeit und der Wille, gesund zu werden. Hoffnung, positive Gedanken und Freude wirken sich positiv auf den gesamten Körper aus und kräftigen auch das Immunsystem.

Nutzen Sie die Stärken der Schulmedizin und das Wissen der Ärzte für sich, aber bewahren Sie sich ein gesundes Mißtrauen. Vor allem aber informieren Sie sich gründlich, bevor Sie sich für eine Therapie entscheiden.

Therapien der Schulmedizin

Eine Strahlen- oder Chemotherapie kann bei bestimmten Krebsarten die Krebszellen im Körper zerstören und manchmal sogar fast völlig beseitigen. Leider belasten und schädigen diese Therapien die Zellen des Immunsystems sehr stark. Bei der Entfernung eines Tumors bleiben häufig bestimmte Tumorzellen zurück, die über die eröffneten Gefäßbahnen leicht ausstreuen können. Damit Ihr Körper mit dieser Situation besser fertig wird, ist ein gut funktionierendes Immunsystem unbedingt notwendig. Deshalb ist es wichtig, vor und nach der Behandlung das Immunsystem mit biologischen Mitteln zu unterstützen und zu kräftigen.

Naturheilmittel können Ihren Körper bei einer schulmedizinischen Krebstherapie optimal unterstützen.

Bei der Strahlen- oder Chemotherapie werden nicht nur Krebszellen zerstört, sondern auch gesundes Gewebe. Wie stark dabei das Immunsystem in Mitleidenschaft gezogen wird, zeigt sich an einem Abfall der zirkulierenden Granulozyten, Lymphozyten und einer Störung der Phagozytose. Die Begleiterscheinungen der Behandlung sind Übelkeit, Erbrechen und Fieber.

Die Selbstheilungskräfte Ihres Körpers müssen angeregt werden

Die Beseitigung eines Tumors ist eine wichtige Maßnahme, aber genauso wichtig ist die Verbesserung der Abwehrlage, damit verstreute Krebszellen nicht zu Metastasen oder Rückfällen führen. Die typischen Nebenwirkungen einer Chemo- oder Strahlentherapie werden durch die gleichzeitige Einnahme von Papaya-Konzentrat, Enzymen, Vitaminen oder anderen biologischen Mitteln deutlich reduziert. Bei einer biologischen Therapie werden die Abwehrlage und die Selbstheilungskräfte des Körpers gestärkt, so daß der Körper oft selbst mit den Krebszellen fertigwerden kann. Wenn Sie im Rahmen Ihrer Behandlung nicht auf diese Möglichkeiten hingewiesen werden, sollten Sie selbst auf diese Dinge achten. In konventionellen Krebskliniken sind die meisten Ärzte nicht mit alternativen Behandlungsmethoden vertraut. Wenn Sie von einem Arzt behandelt werden, der nicht aufgeschlossen für biologische Heilweisen ist, dann sorgen Sie selbst für die nötigen biologischen Heilmittel, die Ihr Körper jetzt dringend benötigt, um mit der kritischen Situation fertigzuwerden.

Pro und Contra Chemo- und Strahlentherapie

Bei einigen Krebsarten haben Chemo- bzw. Strahlentherapie recht gute Erfolgsquoten.

Durch Operation, Chemo- und Strahlentherapie werden auf höchst aggressive Weise Krebszellen vernichtet, bei gleichzeitiger Schwächung des gesamten Organismus und damit auch der Krebsabwehr. Bevor Sie sich für eine Strahlen- oder Chemotherapie entscheiden, sollten Sie diese wichtigen Dinge wissen. Eine Chemotherapie kann erfolgversprechend sein bei einer akuten lymphatischen Leukämie, beim malignen Lymphom, beim Hodenkarzinom und bei dem seltenen Chorionkarzinom der Frau.

Bei allen anderen Krebsarten sollten Sie sich vorher gründlich informieren. Nehmen Sie notfalls noch den Rat eines anderen Arztes in Anspruch. Bei manchen Krebsarten muß sehr schnell gehandelt werden. Chemo- und Strahlentherapie sind dann oft die einzigen Möglichkeiten. In vielen Fällen jedoch wächst der Tumor sehr langsam, und man hat noch Zeit, andere Methoden auszuprobieren. Dr. med. Ulrich Abel vom Tumorzentrum in Heidelberg räumte nach intensiven Recherchen ein, daß die Chemotherapie bei fortgeschrittenen epithelialen Tumoren der Brust, des Magens, des Darmes, der Lunge, Blase und Bauchspeicheldrüse – also bei den am weitesten verbreiteten Organtumoren – weder eine nennenswerte lebensverlängernde Wirkung noch eine Verbesserung der Lebensqualität aufzuweisen hätte. Außerdem führt die Strahlentherapie zu neuen Krankheiten. Der »Spiegel« beschrieb das Fazit seinem im Februar 1991 erschienenen Artikel »Die zytostatische Chemotherapie epithelialer Tumoren« als niederschmetternd.

Die regionale Chemotherapie

Diese Therapie hat große Vorteile gegenüber der Ganzkörperchemotherapie, denn die Zytostatika werden nur in die direkte Umgebung des Tumors gebracht. Die Nebenwirkungen sind erträglicher, das Immunsystem wird nicht so massiv unterdrückt und geschädigt. Leider kann man die regionale Chemotherapie nicht bei allen Krebsarten anwenden. Fragen Sie Ihren Arzt, ob diese Art der Chemotherapie in Ihrem Fall möglich ist.

Fragen Sie nach!

Bedenken Sie bitte, es ist *Ihr* Körper, der krank ist, und Sie haben das Recht, Fragen zu stellen. Lassen Sie sich nicht verunsichern oder verwirren, wenn Ihr Arzt Sie mit medizinischen Fachausdrücken bombardiert, die Sie nicht verstehen, sondern fragen Sie einfach nochmal nach. Viele Ärzte besitzen eine fast unantastbare Autorität und haben es oft gar nicht gern, wenn der Patient mitdenkt, Behandlungsmethoden in Frage stellt oder bestimmte Bedenken äußert. Man muß aber auch versuchen, die Ärzte zu verstehen. Ständig werden neue wissenschaftliche Untersuchungen veröffentlicht. Was heute noch als wissenschaftlich erwiesen gilt, wird morgen schon wieder in Frage gestellt. Es gibt viele verschiedene Theorien, und zu jeder Theorie gibt es eine Gegentheorie. Da der Patient vom Arzt eine gewisse Sicherheit erwartet, verschanzen sich viele Ärzte oft hinter einseitigen Hypothesen und Behandlungsformen, damit ihre Autorität nicht untergraben wird.

Lassen Sie sich nicht mit unverständlichen Erklärungen abspeisen, wenn es um Ihre Gesundheit geht!

Viele Patienten befürchten, das Wohlwollen der Ärzte zu verlieren, wenn sie eigene Behandlungsvorschläge einbringen. Hinzu kommt, daß viele physisch und psychisch nicht in der Lage sind, sich mit den Ärzten anzulegen, denn die Krankheit zehrt stark an den Nerven. Darum werden alternative Methoden oder Heilmittel auch in den meisten Fällen ohne Wissen des Arztes angewandt.

Wie Sie Ihren Körper während und nach einer Strahlen- und Chemotherapie unterstützen

Durch die Einnahme von Antioxidantien vor einer Chemo- oder Strahlentherapie können Sie Ihre gesunden Zellen schützen.

Patienten, die mit Zytostatika- oder Strahlentherapie behandelt werden, leiden häufig an Entzündungen der Schleimhäute, vor allem in der Mundhöhle, im Magen-Darm-Kanal und an den Unterleibsorganen. Die empfindlichen Schleimhäute reagieren besonders stark auf die aggressiven Strahlungen. Durch diese Behandlungen können so heftige Beschwerden verursacht werden, daß die Nahrungsaufnahme erschwert wird oder Durchfälle, Koliken oder ulzerierende Entzündungen entstehen. Einen gewissen Schutz können hochdosierte Antioxidantien bieten, weil sie in der Lage sind, die gesunden Zellen zu schützen. Besonders zu empfehlen sind die Vitamine C, E, Beta-Carotin und das Spurenelement Selen. Untersuchungen an der Universität Tübingen ergaben, daß der Gehalt an Vitamin E und Beta-Carotin während der Chemo- und Strahlentherapie im Körper stark abnimmt. Bei einer Bestrahlung entstehen Unmengen schädlicher Freier Radikale, die mit Hilfe der Antioxidantien zerstört werden können.
Bei Entzündungen im Mund-Rachen-Raum kann Vitamin E direkt auf die betroffenen Stellen aufgetragen werden.

Papaya lindert die Nebenwirkungen

Wer Papaya-Extrakt einnimmt, leidet häufig weniger unter den Nebenwirkungen der Strahlen- und Chemotherapie. Auch die proteolytischen Enzyme mildern die Nebenwirkungen der Chemo- und Strahlentherapie. Bereits in den 60er Jahren wies das Medizinische Institut der USAF den strahlenschützenden Effekt von Papain nach. Enzyme vermindern oder verhindern bei einer Strahlentherapie Schleimhautschwellungen, Narbenbildung, Durchfälle und Hautausschläge. Sie sorgen für einen schnelleren Abbau toxischer Stoffwechsel- und Entzündungsprodukte. Operationsbedingte ödeme treten wesentlich seltener auf, und frische Wunden verheilen schneller. Für Krebspatienten, die zu Thrombosen, Embolien und Venenentzündungen neigen oder diese während der Behandlung entwickeln, sind Enzyme unverzichtbar. Enzyme sollten sofort nach der Chemo- oder Strahlentherapie hochdosiert eingenommen werden. Die empfohlene Menge liegt bei dreimal 3 bis dreimal 5 Tabletten täglich, etwa 1 Jahr lang, danach kann die Dosis reduziert werden. Trinken Sie möglichst viel Lapacho-Tee.

Entgiften Sie Ihren Körper nach der Strahlen - und Chemotherapie

Viele Zytostatika haben eine kanzerogene (krebserzeugende) Wirkung, vor allem die Zytostatika aus der Gruppe der Alkylantien. Zytostatika wie Daunomycin und Adriamycin können das Herz angreifen, während Bleomycin die Lungen schädigen kann.

Die meisten Zytostatika belasten die Leber und die Nieren. Im Krankenhaus wird man Sie sicherlich ausreichend über die schädlichen Nebenwirkungen dieser Medikamente aufklären. Meist wird man Ihnen jedoch nicht sagen, wie Sie Ihren Körper im Anschluß an diese Therapie entgiften können. Deshalb sorgen Sie selbst dafür, daß der Körper sich möglichst schnell von diesen Schadstoffen befreien kann. Leber, Nieren und Darm gehören zu den Organen, die während einer Krebsbehandlung besondere Unterstützung durch pflanzliche oder andere natürliche Heilmittel benötigen.

Kümmern Sie sich nach der Einnahme von Zytostatika unbedingt um die Entgiftung Ihres Körpers!

Helfen Sie Ihrer Leber bei der Entgiftung

Einige Zytostatika führen hochdosiert und bei langanhaltender Therapie zu einer toxischen Leberschädigung. Fast jedes chemische Mittel, das Sie während einer Krebsbehandlung einnehmen müssen, ist für Ihre Leber eine Belastung.

Die Leber ist die Entgiftungsstation unseres Körpers. Alle schädlichen Substanzen, wie zum Beispiel Arzneimittel, Abbauprodukte aus dem Darm, Alkohol, Drogen, Konservierungsmittel, Insekten- und Unkrautvertilgungsmittel sowie andere Umweltgifte werden in der Leber entgiftet. Wenn man bedenkt, daß durch die Chemotherapie die Leber stark belastet wird, ist es enorm wichtig, dieses Organ zu unterstützen und zu stärken. Im Laufe Ihrer Behandlung kann es passieren, daß sich Ihre Leberwerte erhöhen. Nicht nur in diesem Fall, sondern generell sollten Sie als Krebspatient durch entsprechende Mittel und Anwendungen Ihre Leber entlasten und entgiften.

Therapievorschläge zur Leberentgiftung

Es gibt zahlreiche Naturheilmittel, die Ihre Entgiftungsorgane unterstützen.

Bereits vor einer Operation, Chemo- oder Strahlentherapie sollten Sie Soja-Lecithin zu sich nehmen, welches die wichtigen Leberschutzstoffe Cholin und Inosit enthält. Nach neuesten Erkenntnissen kann ein starker Cholinmangel sogar Leberkrebs verursachen. Ergänzend dazu können Sie ein Mariendistelpräparat einnehmen und täglich 3 Tassen Schafgarbentee mit Milchzucker gesüßt trinken. Die Schafgarbe wirkt entzündungshemmend und krampflösend und verbessert den Gallenfluß. Der Wirkstoff Silmarin, der in der Mariendistel enthalten ist, wirkt entgiftend und unterstützt die Erneuerung von Lebergewebe.

Solange Sie chemische Mittel einnehmen, die Ihre Leber belasten, sollten Sie dreimal täglich 3 Kapseln Soja-Lecithin einnehmen und zusätzlich ein Mariendistelpräparat. Statt Lecithin können Sie auch Inosit- und Cholin-Kapseln einnehmen, am besten in Verbindung mit einem Vitamin-B-Komplex-Präparat (1-2 Kapseln täglich). Cholin und Inosit helfen Gifte und Medikamente aus dem Körper zu leiten und unterstützen damit die Arbeit der Leber.

Es ist hilfreich, wenn Sie zusätzlich möglichst viel Chicorée, Löwenzahn, Vollkornreis und Olivenöl verzehren. Auch das Trinken von Kombucha-Tee ist zu empfehlen sowie eine Kur mit Frischpflanzensäften aus Löwenzahn, Artischocke oder Brennessel. Zu den Heilkräutern, die die Leber kräftigen, gehören Mariendistel, Angelikawurzel, Artischockenblätter, Schafgarbe, Tausendgüldenkraut und Löwenzahn. Vitamin C in hohen Dosen schützt Leberzellen vor der Zerstörung und befreit den Körper von Schadstoffen.

Auch Ihre Nieren brauchen Unterstützung

Die Nieren reinigen durch das Filtern des Blutes den Körper von schädlichen Stoffwechselprodukten und Schlacken. Im Rahmen einer Krebsbehandlung sollten deshalb die Nieren in ihrer Tätigkeit unterstützt werden. Durch pflanzliche Entwässerungsmittel wird die Ausscheidung von Schlacken begünstigt.

Goldrute steigert die Nierendurchblutung und besitzt außerdem eine entzündungshemmende und antibakterielle Wirkung. Sie ist eines der stärksten pflanzlichen Entwässerungsmittel. Goldrute ist in der Apotheke als Tee erhältlich oder in Tropfenform unter dem Namen Solidago oder Solidagoren-Tropfen.

Mit einem Goldrutentee können Sie giftige Schlacken ausschwemmen.

Wichtig ist eine ausreichende Flüssigkeitszufuhr

Besonders bei einer Erkrankung wie Krebs ist es wichtig, täglich 2 Liter Flüssigkeit zu trinken, denn dadurch werden Schlacken und Gifte schneller aus dem Körper ausgeschwemmt. Trinken Sie über den Tag verteilt schluckweise möglichst viel von folgendem Reinigungstee:

50 g Ringelblume
30 g Schafgarbe
10 g Brennessel

Die Ringelblume hat eine krebshemmende Wirkung, Schafgarbe reinigt und entgiftet die Leber, die Brennessel ist stoffwechselanregend, wirkt entwässernd und unterstützt den Körper bei der Entgiftung.
Auf 1 Liter kochendes Wasser kommt 1 Teelöffel Kraut (nur 1 Minute ziehen lassen). Trinken Sie diesen Tee schluckweise über den ganzen Tag verteilt. Wenn sich viele Gifte in Ihrem Körper lösen, kann es Ihnen zu Anfang ein wenig schlechter gehen - das ist aber ein positives Zeichen, es bedeutet, daß der Körper auf die Reinigungskur anspricht.

Wie Sie mit dem Gewichtsverlust nach einer Krebsbehandlung (Krebskachexie) umgehen

Das Papaya-Konzentrat hilft Ihnen, nach einer Therapie wieder Appetit zu bekommen.

Viele Patienten, die das Papaya-Konzentrat eingenommen haben, berichten schon nach kurzer Zeit über einen vermehrten Appetit und ein besseres Allgemeinbefinden. Wenn Sie während einer Krebsbehandlung viel Gewicht verloren haben und Ihren Appetit nicht richtig wiederfinden, kann das auf einen Vitaminmangel hinweisen, vor allem auf eine Unterversorgung mit Folsäure. Wenn Sie nur sehr wenig Hunger haben, rühren Sie sich zweimal täglich 1 Eßlöffel Proteinpulver und 1 Eßlöffel Lecithinkörnchen in ein Getränk.
Damit Sie bald wieder zu Kräften kommen, können Sie zusätzlich folgende Stärkungsmittel einnehmen:

2 Teelöffel Bockshornkleesamen-Pulver
1 Teelöffel guten Honig
Verrühren Sie diese Zutaten zu einem Brei und nehmen Sie dreimal täglich 1 Teelöffel voll von dieser Mischung.

Krebs ist mehr als ein Tumor

Krebs beginnt nicht beim Tumor und endet nicht nach einer Operation. Inzwischen geht man davon aus, daß im menschlichen Körper täglich Krebszellen entstehen, die jedoch durch ein gesundes Abwehrsystem vernichtet werden. Die Qualität des Immunsystems ist von Mensch zu Mensch unterschiedlich. Geschwächt wird das Immunsystem durch Schadstoffbelastungen, falsche Ernährung, Genußgifte, chronische Entzündungsprozesse im Körper, mangelnde Bewegung, psychische Faktoren sowie chronischen Streß.

Krebszellen akkumulieren sich

Krebs hat seinen Ursprung in einem geschwächten Immunsystem.

Bei einem geschwächten Immunsystem kann der Körper nicht ausreichend Krebszellen abwehren, und die entarteten Zellen häufen sich an. Wenn dann irgendwann, oft nach vielen Jahren, die kritische Grenze überschritten ist, kommt es zur Entwicklung eines Tumors. Nicht jeder Krebsträger ist auch ein Krebskranker. Krebs ist keine Erkrankung, die von heute auf morgen ganz plötzlich entsteht. Erbliche Dispositionen sowie alle Erkrankungen und Ernährungsfehler im Laufe des Lebens, starke seelische Belastungen, Umweltgifte, Genußgifte und viele andere Faktoren haben dazu beigetragen, daß sich diese Erkrankung entwickeln konnte.

Krebs beginnt nicht beim Tumor, Krebs durchläuft viele Entwicklungsstadien. Wenn durch eine Untersuchung ein Tumor diagnostiziert wird, der etwa einen Zentimeter groß ist, dann besteht diese Erkrankung in den meisten Fällen bereits seit 10 Jahren. Bevor Krebs entstehen kann, besteht immer eine Störung des Stoffwechsels, eine starke Verschlackung des Körpers oder diverse andere chronische Erkrankungen. Krebs ist eine Erkrankung, bei der eine ganze Reihe verschiedener Faktoren zusammenwirken und zu einem Zusammenbruch der körpereigenen Abwehr führen.

Eine gewissenhafte Nachsorge ist lebenswichtig

Die Schulmedizin nimmt an, daß der Mensch geheilt ist, wenn der Tumor entfernt wurde und die Metastasen bis zur letzten Krebszelle vernichtet wurden. Das ist jedoch ein gefährlicher Trugschluß, denn weder durch Operation noch durch Chemo- oder Strahlentherapie wird das Immunsystem gekräftigt, der Stoffwechsel aktiviert, Mangelsekretionen ausgeglichen, Drüsentätigkeiten angeregt, eine Muskel- oder Geweberegeneration durchgeführt, Ausscheidungs- und Entgiftungsorgane mobilisiert oder die Heilungskräfte des Körpers unterstützt. Statt dessen wird nur herausgeschnitten, zerstört und vernichtet, aber nicht wirklich geheilt. Die hohe Sterblichkeitsrate der Krebskranken liegt zum größten Teil in einer schweren Schädigung des Immunsystems, und dieses wird durch konventionelle Behandlungsmethoden mit Sicherheit nicht verbessert. Aus Tierversuchen und aus der Erfahrung weiß man, daß die Chemotherapie nur dann wirkt, wenn der Organismus in seiner Abwehr nicht wesentlich geschädigt wurde.

Die Chemotherapie kann nur dann einen dauerhaften Erfolg haben, wenn sie das Immunsystem nicht wesentlich geschädigt hat.

Sobald ein Tumor diagnostiziert wurde, ist es Ihre Aufgabe, Ihr Immunsystem zu stimulieren und Ihren Körper in Zukunft durch entsprechende Mittel und Maßnahmen zu stärken und zu kräftigen.

Nach einer »konventionellen Krebsheilung« geben viele Ärzte oftmals den Rat: »Leben Sie in Zukunft so weiter wie bisher.« Dieser Ratschlag kann verhängnisvolle Folgen haben und zu einem schnellen Rückfall führen.

Durch die richtige Lebensweise, durch biologische Heilmittel, durch gesunde Nahrungsmittel und durch regelmäßige Entspannungsübungen können Sie Ihren Körper so weit stabilisieren, daß er in Zukunft in der Lage ist, Krebszellen sofort zu vernichten.

Sie stehen jetzt vor einem Neuanfang und erhalten die Möglichkeit, bewußter und gesünder zu leben. Krebs ist eine Erkrankung des ganzen Menschen und kann nur durch eine ganzheitliche Therapie erfolgreich behandelt werden.

Die Therapie mit Antioxidantien

Die üblichen Nachsorgeprogramme bestehen aus einer körperlichen Untersuchung, einer Laboruntersuchung des Blutes sowie Röntgen, Szintigraphie, Computertomographie oder Kernspintomographie. Weiterhin sollten Sie auf einem Immunstatus bestehen, damit Sie wissen, wie es um die Widerstandskraft Ihres Abwehrsystems bestellt ist.

Bei den Nachsorgeuntersuchungen sollten Sie darauf bestehen, daß Ihr Immunstatus festgestellt wird.

Damit Sie wissen, welche Möglichkeiten Ihnen zur Verfügung stehen, möchte ich Ihnen nun eine ganze Reihe verschiedener Behandlungsmöglichkeiten, die Sie mit einem Arzt oder Heilpraktiker oder teilweise sogar alleine durchführen können, vorstellen. Haben Sie den Mut, Ihren Arzt schon gleich zu Anfang der Behandlung auf ergänzende Behandlungsmethoden anzusprechen. Wenn Sie wissen möchten, welche Krankenhäuser oder Rehabilitationskliniken und welche ambulanten Ärzte eine ganzheitlich ausgerichtete Nachsorge anbieten, können Sie bei der Gesellschaft für Biologische Krebsabwehr (GfBK) nachfragen. Postfach 10 25 49, 69117 Heidelberg.

Nutzen Sie mehrere Möglichkeiten für sich

Wenn Sie sich einer konventionellen Krebstherapie unterzogen haben, sind aktive Vor-, Nach- und Zusatzbehandlungen äußerst wichtig, um das Immunsystem zu stärken und Rückfälle zu vermeiden.

Bei einem so komplexen Krankheitsgeschehen wie Krebs ist es wichtig, daß Sie mehrere Behandlungsmethoden und Heilmittel miteinander kombinieren. Keine Therapie, ob konventionell oder alternativ, die für Sie von Nutzen sein kann, sollte ausgegrenzt werden. Eine Heilung, Besserung oder Linderung der Beschwerden ist schneller zu erreichen, wenn man das Problem von mehreren Seiten angeht. Natürlich ist es auf keinen Fall sinnvoll, alle in diesem Buch aufgeführten Behandlungsmethoden und Heilmittel für sich in Anspruch zu nehmen. Suchen Sie sich die Methoden und Heilmittel aus, die Sie persönlich ansprechen und zu denen Sie Vertrauen fassen können. Genauso wie Sie einen Arzt frei wählen dürfen, können Sie eine Therapie frei wählen. Der Heilungsprozeß wird beschleunigt, wenn Sie richtig informiert sind, wenn Sie genau wissen, was Sie einnehmen und welche Reaktion ein Mittel in Ihrem Körper auslöst.

Freie Radikale reagieren stark mit anderen Molekülen. Dadurch wird die Zellveränderung begünstigt: Krebszellen können entstehen.

Was sind Freie Radikale?

Bei Umweltbelastungen, Streß, Mangelernährung und besonders bei Krankheiten wird jede Zellmembran täglich unzählige Male von Bakterien, Viren, Pilzen, Giftmolekülen und Freien Radikalen angegriffen. Freie Radikale sind molekulare Teilchen, die Zellen angreifen und die Zellfunktion bedrohen. Sie entstehen aus Giften und Schadstoffen, und jeder Mensch, auch der Gesunde, wird täglich durch Nahrung oder Atemluft mit ihnen konfrontiert. Aber auch durch Zigarettenrauch sowie durch Fäulnis- und Gärungsprozesse, die im Körper entstehen, können sich diese Moleküle bilden. Freie Radikale besitzen ein äußerst zerstörerisches Potential. Sie schädigen im Körper Nukleinsäuren, Proteine, Lipide und Kollagen und können falsche Immunreaktionen auslösen. Ein gesunder Organismus ist in der Lage, durch Selbstregulation einen Großteil der Freien Radikale abzufangen. Ein chronisch kranker Körper kann sich jedoch nur sehr schlecht gegen diese Freien Radikale wehren. Deshalb ist es bei Krebs besonders wichtig, dem Körper sogenannte »Antioxidantien« zuzufügen, damit die Freien Radikale schneller beseitigt werden.

Antioxidantien schützen vor Freien Radikalen

Antioxidantien sind Substanzen, die Freie Radikale neutralisieren können. Für Krebspatienten, bei denen das Immunsystem geschwächt ist, sollte die tägliche Einnahme von Antioxidantien in irgendeiner Form zur Gewohnheit werden.
Bei einer Bestrahlung werden Unmengen Freier Radikale freigesetzt, deshalb ist ratsam, daß Sie während einer solchen Behandlung verschiedene Antioxidantien einnehmen.

Die wichtigsten Antioxidantien

- Antioxidantien aus der Vitamin- und Mineralstoffgruppe:
Vitamin A, Vitamin C, Vitamin E, Selen, Zink, Germanium

- Pflanzliche Antioxidantien:
Ginseng, Echinacea, Astragalus, Shiitake, Maiitake, Ginkgo Biloba, OPC-Pycnogenol, Rutin, Schisandra-Beeren, bestimmte Phytochemikalien, die in Obst und Gemüse enthalten sind.

- Antioxidantien aus anderen Bereichen:
SOD - Superoxyd Dismutase, reduziertes Glutathion, essentielle Fettsäuren, Spirulina.

Wie nehmen Sie Antioxidantien am besten ein?

Es ist sehr mühselig und auch teuer, alle Antioxidantien einzeln einzunehmen. Deshalb gibt es Tabletten oder Kapseln, die eine Kombination aus 4-12 wichtigen Antioxidantien enthalten.
Bei einer Krebserkrankung sollte man Antioxidantien über mehrere Jahre einnehmem. Am wichtigsten sind die Vitamine C, E, Beta-Carotin und das Spurenelement Selen. Wer noch etwas für sich tun möchte, kann zusätzlich andere Antioxidantien zu sich nehmen.

Es gibt Präparate, mit deren Einnahme Sie sich eine Kombination aus wichtigen Antioxidantien zuführen können.

Enzyme

Im Kapitel über Papaya-Tabletten haben Sie schon einiges über Enzyme erfahren. Neben dem Enzym Papain gibt es noch eine ganze Reihe anderer wichtiger Enzyme.

Im menschlichen Körper wirken circa 1000 verschiedene Enzyme, die ständig verbrauchte und alternde Zellen erneuern. Beim Krebskranken werden bestimmte Enzyme, die beim gesunden Menschen Krebszellen zerstören, nicht mehr richtig wirksam. Durch die Zugabe von Enzymen werden die Krebszellen vermehrt angreifbar für das Immunsystem. Das Fehlen bestimmter Enzyme kann deshalb schwerwiegende Folgen haben. Enzyme unterstützen die körpereigenen Abwehrkräfte und sorgen dafür, daß der Körper sich selbst heilen kann. Abfallprodukte des Stoffwechsels sowie zerstörte Zellteile werden durch Enzyme schneller abgebaut, auf diese Weise häufen sich nicht so schnell Fäulnis- und Gärungsstoffe an. Besonders bei Verletzungen, Entzündungen und vor allem bei chronischen Erkrankungen benötigt der Körper vermehrt Enzyme, weil diese in der Lage sind, kranke und verletzte Zellen schneller abzubauen.

Enzyme bewirken, daß das Immunsystem Krebszellen leichter bekämpfen kann.

In den letzten Jahren werden bei Krebserkrankungen immer häufiger Enzyme eingenommen. Durch sie wird die Klebrigkeit der Krebszellen verringert, was zur Folge hat, daß das Anhaften von Metastasen reduziert wird. Krebszellen sind von einem Fibrinmantel umgeben, der die im Blut befindlichen Krebszellen gegenüber den Abwehrzellen tarnt. Enzyme sind in der Lage, diesen Fibrinmantel aufzulösen. Durch die Einnahme von Enzymen wird das Risiko für ein Wiederaufflackern einer Krebserkrankung nach Operation und Strahlentherapie wesentlich geringer.

Bei einer Strahlentherapie werden massenweise Tumorzellen vernichtet, dadurch entstehen vermehrt giftige Zerfallsprodukte.

Enzyme schützen vor dem Rückfall

Durch die Einnahme von Enzymen werden diese toxischen Zerfallsprodukte schneller vom Körper abgebaut, und das gesunde Gewebe ist besser in der Lage, sich zu regenerieren. Auch Spätschäden wie Strahlenfibrose oder Narbenbildung können verhindert werden, wenn rechtzeitig Enzympräparate eingenommen werden.
Enzyme sollten bereits vor und auch nach einer Brustkrebsoperation eingenommen werden, damit sich Lymphödeme erst gar nicht bilden können.
Vor einer Operation sollten Sie auf jeden Fall den Arzt darüber informieren, daß Sie Enzyme nehmen, denn bei Operationen, die mit einem großen Blutungsrisiko verbunden sind, sollte die Enzymtherapie für 48 Stunden unterbrochen werden.

Kontraindikationen bei Enzymen

Enzyme dürfen nicht genommen werden, wenn Sie gerinnungshemmende Mittel wie Marcumar, Aspirin bzw. acetylsalicylsäurehaltige Medikamente einnehmen. Auch Personen, die unter der Bluterkrankheit leiden sowie Dialysepatienten und Menschen mit schweren Leberschäden sollten auf Enzyme verzichten. Grundsätzlich jedoch sind Enzyme sehr gut verträglich. Auch nach Dauerbehandlungen mit sehr hohen Dosen wurden keine schädlichen Nebenwirkungen beobachtet. Enzyme sollten nüchtern eingenommen werden, am besten eine Stunde vor den Mahlzeiten.

Enzyme haben selbst in hohen Dosen und auf die Dauer eingenommen keine schädlichen Nebenwirkungen.

Das Enzympräparat Wobe-Mugos E der Fa. Mucos enthält neben Papain, dem Enzym, das aus den Blättern und Früchten und dem Saft unreifer Papayas hergestellt wird, noch die Enzyme Trypsin und Chymotrypsin. Dieses Enzympräparat ist auch als Salbe erhältlich, die bei Oberflächentumoren oder bei Entzündungen der Haut nach der Strahlentherapie aufgetragen werden kann. Enzympräparate können auch direkt in den Tumor gespritzt oder als Klistiertablette für Darmeinläufe verwendet werden. Bei allen Entzündun-

gen, die während einer Krebstherapie entstehen, ist das Präparat Wobenzym zu empfehlen.
Nun wissen Sie, wie wichtig Enzyme für den Körper sind und können sich bestimmt vorstellen, wie hilfreich und gesund eine vorwiegend enzymhaltige Ernährung ist.

Enzyme kann man sich auch durch die verschiedensten Nahrungsmittel zuführen.

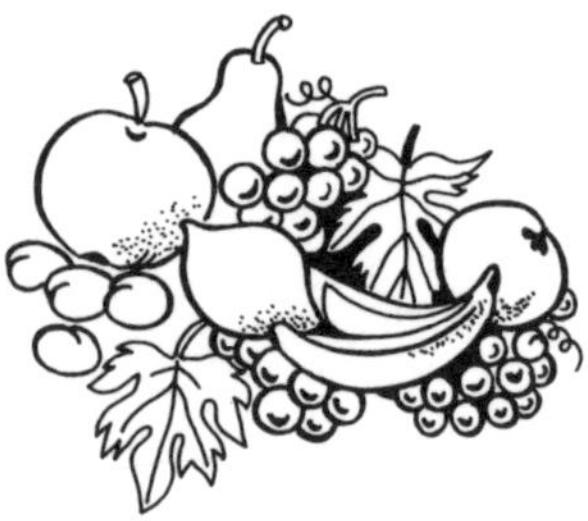

Die wichtigsten enzymhaltigen Nahrungsmittel

Obst: Papayas, Ananas, Bioäpfel, Bananen, Zitronen, Erdbeeren, Himbeeren, Grapefruit, Trauben, Kirschen, Kiwi, Birnen, Pfirsiche, Mandarinen, getrocknete unbehandelte Aprikosen, Pflaumen, Rosinen und Datteln.
Gemüse: Blumenkohl, Möhren, Paprikaschoten, Rotkraut, Weißkraut, rote Bete, Tomaten, Sellerie, Feldsalat, Radicchio, Gurken, Radieschen, Wildpilze, Champignons, Zwiebeln, Knoblauch, Sauerkraut, Rettich, roher Spinat, Mais, Kartoffeln.
Getreide: frische Weizen-, Hafer-, Roggen- und Gerstenkörner, Haferflocken, Weizenkeime.
Milchprodukte: Joghurt, Kefir, Quark, Buttermilch, alle Käsesorten aus dem Reformhaus oder Bioladen.
Fleisch und Fisch: alle Fischarten, Fleisch von Biobauern
Sonstiges: kaltgeschleuderter Honig, kaltgepreßtes Distel- und Olivenöl, brauner Reis, Walnüsse, Haselnüsse, Mandeln, Obstessig, Hefe.

Temperaturen über 40 Grad können Enzyme schlecht vertragen, deshalb sollten die meisten enzymhaltigen Lebensmittel roh verzehrt werden.

SOD (Superoxyd-Dismutase)

SOD ist ein Enzym, das ebenfalls zu den Antioxidantien gehört. Es stärkt den Körper gegen die Einwirkung Freier Radikale. In unserem Organismus bildet Kupfer zusammen mit Zink das Enzym Superoxid-Dismutase (SOD). SOD ist ein Anti-Alterungsenzym, das vor Zellzerstörung durch Umweltbelastungen schützt. Ist genügend SOD vorhanden, werden die Freien Radikale schneller zerstört. Dieses Enzym ergänzt die Arbeit der Antioxidantien Vitamin C, E und Beta-Carotin und kann ergänzend zu diesen Vitaminen eingenommen werden, vor allem dann, wenn der Vorrat an SOD in der Leber erschöpft ist. SOD ist sehr reichhaltig in jungen Gerstenblättern enthalten. Es wird schnell inaktiv, wenn dem Körper nicht genügend Mineralstoffe wie Zink, Kupfer und Mangan zugeführt werden, deshalb kann ergänzend zu SOD ein Multimineralpräparat eingenommen werden.

SOD bindet nicht nur selbst Freie Radikale, es unterstützt auch andere Antioxidantien »bei der Arbeit«.

Vitamine

Warum sind Vitamine, Mineralstoffe und Spurenelemente für einen Krebskranken so wichtig?

Bevor Sie Vitamine, Mineralstoffe oder andere Nährstoffe einnehmen, lesen Sie bitte unbedingt den Abschnitt über Darmreinigung. Wenn der Darm geschädigt ist, werden viele Nährstoffe unverdaut wieder ausgeschieden und können ihre gesundheitsfördende Wirkung nicht richtig entfalten.

Unser Körper besitzt ca. 70 Billionen Körperzellen, die nur dann ihre Funktion richtig erfüllen, wenn Sie ausreichend mit wichtigen Biostoffen versorgt werden. Ein Mangel wirkt sich hier sofort auf alle Zellen aus. Da die Zellen unseres Körpers ständig von Freien Radikalen angegriffen werden, müssen wir unseren Körper durch die richtige Ernährung und durch Zufuhr von Vitaminen, Mineralstoffen und Spurenelementen vor diesen Angreifern schützen.

Unser Körper braucht Biostoffe

Genau wie ein unterernährter und schwacher Krieger keine Schlacht gewinnen kann, können unsere Zellen bei einer Unterversorgung mit Biostoffen nicht richtig funktionieren und eindringende Feinde nicht rechtzeitig eliminieren. Ein gesunder Körper, der eine ausgewogene Nahrung erhält, ist nicht auf die Substitution von Vitaminen, Mineralstoffen und Spurenelementen angewiesen. Das gilt jedoch nicht für den kranken Menschen, denn grundsätzlich verbraucht der Körper bei Krankheit oder Streß vermehrt Vitamine, Spurenelemente und Mineralstoffe. Besonders der Krebskranke gerät häufig in Situationen, in denen eine Versorgung mit Biostoffen dringend notwendig ist, aber nur sehr unzureichend erfolgt. Viel zu oft konzentriert man sich nur auf die Zerstörung des Tumors und übersieht dabei, daß der ganze Körper kräftig und vital bleiben muß, um diese Strapazen zu überstehen. Leider beginnt die Unterversorgung mit Biostoffen schon bei der Krankenhauskost, die zum größten Teil aus Konserven und Tiefkühlkost besteht. Frische Lebensmittel wie Obst, Gemüse oder Salat werden häufig zu lange gelagert oder zu lange gekocht. In dieser Nahrung sind nicht mehr genügend Vitamine, Mineralstoffe und Spurenelemente enthalten.

Das Essen im Krankenhaus muß im Normalfall mit Nahrungsergänzungsmitteln aufgewertet werden.

Die meisten unserer Nahrungsmittel stammen von ausgelaugten und ausgewaschenen Böden, die arm an Spurenelementen und Mineralstoffen sind. Das Obst und Gemüse ist gepritzt und bestrahlt und häufig schon so lange gelagert, daß ein Großteil der Vitamine bereits verlorengegangen ist.

Besonders nach Strahlen- und Chemotherapie oder nach einer Operation tritt neben einem schlechten Allgemeinbefinden häufig noch ein Appetitmangel auf. In einer solchen Situation sind zusätzliche Vitamin- und Mineralstoffgaben unentbehrlich, denn wie soll der kranke Körper gesunden, wenn er nicht durch Biostoffe gestärkt wird und die Substanzen erhält, die er für ein reibungsloses Funktionieren benötigt?

Vitamine verbessern die Lebensqualität

Ein Vitaminmangel kann außerdem zu schweren Störungen im Enzymhaushalt führen, deshalb ist es wichtig, daß besonders bei Krebs Enzyme mit bestimmten Vitaminen kombiniert werden.
Es ist inzwischen bewiesen, daß hochdosierte Vitamine, vor allem Vitamin A, E und C, dem Krebskranken in beachtlicher Weise das Leben erleichtern können. Vitamine können die Nebenwirkungen der Strahlen- und Chemotherapie erträglicher machen, sie können sogar in vielen Fällen das Leben verlängern. Da Krebskranke unter einem geschwächten Immunsystem leiden, treten häufig zusätzliche Komplikationen auf. Besonders Vitamin C ist in der Lage, drohende Infektionen frühzeitig abzuwehren. Das ist natürlich enorm wichtig, denn manchmal sind diese Infektionen gefährlicher als die Krankheit selbst. Vitamine können außerdem Schmerzen lindern, was dazu führt, daß der Schmerz- und Schlaftablettenkonsum reduziert werden kann. Dies wiederum wirkt sich positiv auf Leber und Nieren aus, die dadurch weniger belastet werden. In wenigen Fällen haben sich sogar Tumore und Metastasen durch hohe Vitamin-C-Gaben zurückgebildet. Generell wird durch die Zufuhr von Vitaminen die Lebensqualität enorm verbessert, und das ist eine Tatsache, der sich kein Arzt verschließen sollte.

Vitamine wirken vorbeugend gegen Infektionen – eine Eigenschaft, die vor allem nach Krebstherapien wichtig ist.

Grundlose Bedenken

Leider haben viele Mediziner zum Thema Vitamine noch eine sehr veraltete Meinung. Es ist geradezu lächerlich, daß die Anhänger der Chemo- und Strahlentherapie häufig Bedenken äußern, wenn Patienten Megadosen Vitamine einnehmen möchten. Immer wieder hört man in diesem Zusammenhang den Einwand, daß hochdosierte Vitamine Nebenwirkungen hätten und nicht ungefährlich seien. Wenn man jedoch bedenkt, wie unglaublich schlimm die Nebenwirkungen der Chemo- und Strahlentherapie sind, ist der Hinweis auf die minimalen Nebenwirkungen der Vitamine geradezu lächerlich. Die Nebenwirkungen der konventionellen Behandlungsmethoden bei Krebs sind so stark, daß 10 Prozent aller Behandelten nicht am Krebs sterben, sondern an den Nebenwirkungen der Therapie. Auch über die Schädlichkeit von Schmerz- und Schlafmitteln wird selten ein Wort verloren, dabei stirbt in den USA täglich ein Kind an Aspirinvergiftung, während an einer Vitaminüberdosierung so schnell niemand stirbt.

Die richtige Einnahme der Vitamine

Während, vor und nach einer Chemo- oder Strahlentherapie können Sie Vitamine für kurze Zeit hochdosiert einnehmen (nach Absprache mit einem Fachkundigen). Hohe Dosen sind auch zunächst gut, um Mangelzustände auszugleichen. Dann gehen Sie für einige Monate oder besser für einige Jahre auf eine niedrigere Erhaltungsdosis über.

Hochdosierte Vitamine sollten nicht zusammen eingenommen werden.

Hochdosierte Vitamine sollten Sie nur getrennt einnehmen. Verwenden Sie keine kombinierten Vitamin-Mineralstoff-Präparate. Mineralstoffe dürfen nämlich nicht in Megadosen eingenommen werden. Erhöhen Sie die Menge der Vitamine nicht dadurch, daß Sie viele Tabletten von einem Kombi-Präparat einnehmen. Beginnen Sie auch nicht sofort mit einer hohen Dosis, sondern steigern Sie langsam die Menge. Wenn Sie zum Beispiel Vitamin C hochdosiert einnehmen möchten, dann nehmen Sie zunächst 500 Milligramm und steigern täglich die Dosis um weitere 200 Milligramm. Sie sollten auch nicht von heute auf morgen die Vitamintherapie beenden, sondern die Dosierung wieder langsam reduzieren.
Wenn Sie über einen längeren Zeitraum Vitamine einnehmen möchten, würde ich Ihnen möglichst natürliche Vitamine empfehlen, die aus Früchten und Pflanzen gewonnen werden, weil diese vom Körper vollständig aufgenommen werden.
Synthetische Vitamine werden im Labor hergestellt. Sie werden vom Körper nicht immer vollständig aufgenommen und können

deshalb den Nierenstoffwechsel belasten. Vermeiden Sie billige Vitaminpräparate, die oft mit künstlichen Geschmacksverstärkern versetzt sind und mengenmäßig sehr wenig Vitamine enthalten.

Beta-Carotin

Beta-Carotin ist die Vorstufe von Vitamin A, aber auch ein eigenständiger Nährstoff. Dieser Wirkstoff kann das Krebsgeschehen verhindern, hemmen oder in manchen Fällen sogar rückgängig machen. Beta-Carotin wurde an Patienten getestet, die an einer Präcanzerose litten (Vorstadium zum Krebs). Man verabreichte ihnen täglich 75 Milligramm Beta-Carotin, 1000 Milligramm Vitamin C und 100 Milligramm Vitamin E. Die Zellveränderungen nahmen deutlich ab, und die Störungen in der Zellteilung wurden seltener. Vitamin A, bzw. dessen Vorstufe Beta-Carotin, besitzt die Fähigkeit, beginnende Zellentartungen wieder zu normalisieren.

Beta-Carotin sollte von Risikogruppen prophylaktisch eingenommen werden

Darüber hinaus ist Beta-Carotin in der Lage, Freie Radikale unschädlich zu machen; es regt die Zellen der körpereigenen Abwehr an, vor allem die Makrophagen (Freßzellen), die bereits entstandene Krebszellen vernichten können. Der Durchschnittsbürger nimmt in der Regel zu wenig Beta-Carotin zu sich. Im Gegensatz zu Vitamin A ist bei diesem Wirkstoff eine Überdosierung ungefährlich. Der Überschuß, den der Körper nicht verwerten kann, wird im Bindegewebe abgelagert, was zu einer leichten Braunfärbung der Haut führt.

Raucher (circa 20 Zigaretten pro Tag), die regelmäßig Beta-Carotin einnehmen, haben ein geringeres Risiko, an Krebs zu erkranken, als unterversorgte Raucher. Beta-Carotin ist deshalb besonders wichtig für Patienten, die an Bronchial- oder Lungenkrebs erkrankt sind.

Während und kurz nach der Chemo- und Strahlentherapie können Sie täglich circa 75 Milligramm Beta-Carotin zu sich nehmen. Als Erhaltungsdosis würde ich 15-30 Milligramm Beta-Carotin pro Tag über einen längeren Zeitraum empfehlen.

Beta-Carotin ist hauptsächlich in gelbem Gemüse, z. B. Karotten, in gelben Früchten, Spinat, Kresse, Brokkoli, Endivien, Spargel, Erbsen, Kohl, Mais und Tomaten enthalten. Übrigens, die Mikroalge Spirulina platensis ist eine der besten natürlichen Quellen von Beta-Carotin.

Vitamin A

Vitamin A stärkt die Abwehrkräfte in Haut und Schleimhaut, deshalb ist es besonders wirksam bei allen epithelialen Tumoren. Vor allem Plattenepithel-Tumore, die als Brust-, Bronchial-, Eierstock-, Gebärmutterhals-, Blasen- oder Prostatakrebs, Krebs im Hals-, Nasen- und Ohrenbereich sowie als Hautkrebs auftreten können, sprechen gut auf Vitamin A an. Überschießendes Zellwachstum wird durch Vitamin A behindert. Vitamin A übt außerdem einen hemmenden Effekt auf bereits bestehende Tumore aus, vor allem über die Aktivierung der Immunabwehr.

Vitamin A wirkt besonders gut bei epithelialen Tumoren.

Seit 1996 ist Vitamin A in den USA als Krebstherapeutikum zugelassen. Eine US-Studie mit 90 000 Frauen ergab, daß Frauen, die zu wenig Vitamin A zu sich nehmen, ein erhöhtes Risiko haben, an Brustkrebs zu erkranken. Bei Patienten, die Vitamin A einnahmen, stellte man fest, daß sie auch viel besser auf die Chemotherapie ansprachen.

Die Kombination von Enzymen und Vitamin A ist besonders bei Plattenepithelkarzinomen der HNO-Organe, der Lunge, der weiblichen und männlichen Geschlechtsorgane, der Blase und der Haut zu empfehlen. Besonders eindrucksvoll ist die Wirkung von rezeptpflichtigen Megadosen Vitamin A (bis 300 000 IE) pro Tag, vor allem beim Lungenkarzinom. Eine kurzfristige Überdosis von Vitamin A kann die Abwehrlage des Organismus verbessern, sollte jedoch nur unter Aufsicht eines Arztes eingenommen werden. Als Erhaltungsdosis für einige Zeit sind 10 000-25 000 IE (Internationale Einheiten) Vitamin A aus natürlichem Lebertran zu empfehlen. Nehmen Sie Vitamin A immer nur an 5 Tagen in der Woche, machen dann eine Pause von 2 Tagen und nehmen erneut 5 Tage lang Vitamin A usw.

Nebenwirkungen von Vitamin A

In hohen Dosen sind die Nebenwirkungen zu beachten. Vor allem schwangere Frauen sollten vorsichtig sein und eine Einzeldosis von 10 000 IE nicht überschreiten. Höhere Dosierungen sind rezeptpflichtig. Bei längerer und hochdosierter Einnahme sind Übelkeit, Hautschuppungen, Schleimhautrisse, Haarausfall, Brechreiz, Leberschäden und Kopfschmerzen möglich.
Ein Breitbandantibiotikum sollten Sie nicht zusammen mit hohen Dosen Vitamin A einnehmen. Beta-Carotin, die Vorstufe zu Vitamin A, hat eine ähnliche Wirkung, schädliche Nebenwirkungen wurden jedoch bei Beta-Carotin bisher nicht festgestellt.

Vitamin E

Vitamin E ist ein wichtiger Wirkstoff für den Organismus und besitzt starke Radikalfänger-Eigenschaften. Es schützt vor allem auch vor den schädlichen Substanzen, die bei Smog eingeatmet werden. Vitamin-E-Moleküle sind in der Lage, Freie Radikale zu zerstören, gehen bei diesem Vorgang jedoch meist selbst zugrunde. Deshalb ist es wichtig, gleichzeitig Vitamin C einzunehmen, da dieses in der Lage ist, Vitamin-E-Moleküle wieder aufzubauen.

Vitamin E ist besonders wirksam gegen Freie Radikale.

Auch bei hoher Dosierung auf lange Zeit sind bisher keine Nebenwirkungen von Vitamin E bekannt geworden. Ich würde Ihnen jedoch empfehlen, in diesem Fall Ihren behandelnden Arzt darüber zu informieren. Besonders Patienten, die gleichzeitig Medikamente zur Hemmung der Blutgerinnung wie Marcumar oder Heparin einnehmen, sollten ihren Arzt unbedingt informieren.
Vitamin-E-Kapseln gibt es in fett- und wasserlöslicher Form.

Bei Krebs ist eine Dosierung von zweimal täglich 200 IE Vitamin E über einen längeren Zeitraum zu empfehlen.

Vitamin C

Vitamin C ist hochdosiert ein wirkungsvoller Radikalfänger und besitzt einen immunstimulierenden Effekt. Es hat die Fähigkeit, den Körper von Schadstoffen aus der Umwelt zu befreien - hat also eine entgiftende Funktion bei Stoffen wie Formaldehyd, Cyanid, Acetaldehyd, Kohlenmonoxid und Nitrosamin. Schon in den 50er Jahren wurde man darauf aufmerksam, daß Krebspatienten eine sehr geringe Vitamin-C-Konzentration im Blutplasma und in den Leukozyten im Blut hatten. Linus Pauling, der Begründer der Orthomolekularen Medizin, war der Ansicht, daß der niedrige Vitamin-C-Spiegel im Blut Krebskranker dadurch zustandekommt, daß der Körper das ganze Vitamin C im Kampf gegen den Krebs verbraucht.

Vitamin C wirkt auf besonders universale Art gegen Krebs. Es sollte daher fester Bestandteil der Hausapotheke eines Krebskranken sein.

Vitamin C wirkt auf verschiedene Weise gegen Krebs. Es verhindert, daß sich krebserzeugende Stoffe im Körper bilden, unterstützt die Tätigkeit bestimmter Enzyme in der Leber, die krebserregende Giftstoffe abbauen und regt das Immunsystem zu verstärkter Aktivität an. Wenn bei Ihnen Krebs diagnostiziert wurde, sollten Sie Vitamin C täglich in hohen Dosen einnehmen. Ganz besonders wichtig ist die Einnahme vor, während und nach der Chemo- und Strahlentherapie.

Die Einnahme:

Linus Pauling empfiehlt bei Krebs eine Dosis von 10 Gramm täglich oder sogar noch mehr. Er selbst nahm täglich bis ins hohe Alter 18 Gramm Vitamin C zu sich. Die richtige Dosierung sollte jeder für sich selbst herausfinden, denn nicht jeder kann diese hohen Dosen auch vertragen. Sie können das Vitamin C so lange erhöhen, bis es Ihnen nicht mehr bekommt (sich beispielsweise Durchfall

Nebenwirkungen von Vitamin C

Vitamin C besitzt keine gravierenden Nebenwirkungen. Gelegentlich führt die Einnahme von hohen Dosen Ascorbinsäure zu Magen- und Darmunverträglichkeiten, zu Durchfällen oder zu übermäßigem Harndrang. Wer Vitamin C in hohen Dosen einnehmen möchte, sollte auf eine ausreichende Flüssigkeitszufuhr achten. Ascorbinsäure macht den Urin sehr sauer. Personen, die zu Nierensteinen neigen, sollten Ascorbinsäure gleichzeitig mit Magnesium einnehmen und auf eine reichliche Flüssigkeitszufuhr achten, damit keine Nierensteine entstehen.
In Form von Natriumascorbat oder Ester C führt Vitamin C nicht zu einer Azidität (Übersäuerung) des Urins. Auch in diesem Fall können Sie Ascorbinsäure durch etwas Natron neutralisieren.
Bei einer Chemotherapie sollten Sie auf jeden Fall Ihren Arzt informieren, wenn Sie Vitamin C in hohen Dosen einnehmen möchten. Vitamin C kann nämlich die Ergebnisse von Labortests verändern. Außerdem sollten Sie wissen, daß Vitamin B12 und Folsäure durch hohe Dosen Vitamin C aus dem Körper geschwemmt werden können. Es ist deshalb ratsam, gleichzeitig ein Vitamin-B-Komplex-Präparat einzunehmen.

Wichtig ist, daß die Einnahme von Vitamin C nicht plötzlich abgebrochen wird.

einstellt) und dann die Dosis verringern. Wichtig ist, daß Sie nicht sofort mit einer hohen Dosierung beginnen, sondern langsam die Menge erhöhen. Nehmen Sie Vitamin C in mehreren kleinen Portionen über den Tag verteilt, am besten immer nach den Mahlzeiten. Auch Langzeitkapseln sind zu empfehlen. Wer Schwierigkeiten mit der Verdauung hat, kann morgens auf nüchternen Magen 1-2 Teelöffel Ascorbinsäure in Wasser aufgelöst trinken. Ascorbinsäure ist ein harmloses und preiswertes Abführmittel. Jeder muß die richtige Dosierung für sich selbst herausfinden. Bei manchen regt schon ein Teelöffel die Verdauung an, andere benötigen etwas mehr.

Vitamin C sollte am besten alle 3–4 Stunden eingenommen werden, weil es sehr schnell wieder mit dem Urin ausgeschieden wird. Für Krebspatienten ist eine kontinuierliche Vitamin-C-Einnahme äußerst wichtig. Die Dosis sollte auf keinen Fall plötzlich abgesetzt werden, weil sich sonst das Infektionsrisiko für einige Zeit erhöht. Wer kein Vitamin C mehr nehmen möchte, verringert täglich die Dosis um ein paar Gramm.

Vitamin-C-Präparate

Vitamin C ist in Form von Tabletten, Langzeitkapseln, Tropfen, Kautabletten oder als Pulver erhältlich. Am preisgünstigsten ist die Ascorbinsäure (Pulver). Schon für ca. 6 DM erhält man 100 Gramm im Drogeriemarkt. Allerdings ist dieses Pulver sehr licht-, wärme- und sauerstoffempfindlich. Es muß dunkel und trocken aufbewahrt werden. Wer ganz sicher gehen möchte, kann in der Apotheke nach der stabilisierten Qualität fragen. Selbst nach Anbruch der Packung ist dieses Pulver noch tropenfest. Allerdings ist es auch erheblich teurer.

Ascorbinsäure muß dunkel und trocken aufbewahrt werden.

Leider können manche Menschen Ascorbinsäure schlecht vertragen. Als Alternative gibt es seit einiger Zeit Ester-C-Polyascorbat. Ester C ist die patentierte Form der Ascorbinsäure und soll viermal effektiver sein als normales Vitamin C, weil es doppelt so schnell ins Blut gelangt und zweimal länger im Blut bleibt als herkömmliches Vitamin C. Diese Form des Vitamin C ist 100 Prozent säurefrei und pH-neutral, sehr magenschonend und besonders geeignet für Personen, die von Ascorbinsäure Durchfall oder Magenschmerzen bekommen.

Ester C ist natürlich erheblich teurer als Ascorbinsäure. Wer Ascorbinsäure nicht verträgt, kann auch etwas Natron (Natriumbicarbonat) hinzufügen, um die Säure zu neutralisieren.

Folsäure – Vitamin M

Folsäure gehört zum Vitamin-B-Komplex. Bei der Zellerneuerung spielt die Folsäure eine wichtige Rolle. Sie steigert den Appetit und fördert ein gesundes Aussehen.

Für Menschen, die an chronischen Darmerkrankungen oder Störungen von Leber und Niere leiden, sowie Patienten, die Antibiotika oder Zytostatika einnehmen, ist die Zufuhr von Folsäure besonders zu empfehlen. Auch Frauen, die die Antibabypille nehmen, haben häufig einen Folsäuremangel, wie auch Menschen, die denaturierte Nahrung oder häufig Kantinenessen verzehren.

Menschen, die an Darmerkrankungen oder Störungen von Leber und Niere leiden und Patienten, die Antibiotika oder Zytostatika einnehmen, brauchen Folsäure.

Erste Anzeichen eines Folsäuremangels sind: Schlaflosigkeit, depressive Gemütsverstimmungen, leichte Ermüdbarkeit, Reizbarkeit, Vergeßlichkeit, Blässe, verminderte geistige Spannkraft und Schleimhautveränderungen.

Folsäure ist enthalten in frischem grünem Gemüse, in Bierhefe, Milch, Käse, Aprikosen, Avocado, Bohnen und Karotten. Leider wird durch den Einfluß von Licht, Sauerstoff und Hitze ein großer Teil der Folsäure in diesen Nahrungsmitteln zerstört.

Empfohlene Tagesmenge bei Krebs: 500-800 Mikrogramm. Wer mehr als 2 Gramm Vitamin C täglich zu sich nimmt, sollte auch die Dosis an Folsäure erhöhen. Auch bei der Einnahme von östrogen, Sulfonamiden und Aspirin besteht ein erhöhter Folsäurebedarf. Falls Sie Folsäureantagonisten einnehmen (zum Beispiel das Medikament Methotrexat), sollten Sie vorher Ihren Arzt informieren.

Mineralstoffe und Spurenelemente

Viele Krankheitsbilder, für die man in früheren Zeiten keine ausreichende Erklärung fand, können heute mit Mineralstoffen und Spurenelementen geheilt werden. Aufgrund der zunehmenden Umweltbelastungen ist der Bedarf an Vitaminen, Mineralstoffen und Spurenelementen deutlich höher, als Ernährungswissenschaftler bisher angenommen haben. Unser Organismus ist nicht in der Lage, Spurenelemente oder Mineralstoffe selbst herzustellen. Deshalb ist unser Körper darauf angewiesen, diese lebenswichtigen Stoffe durch die Nahrung und durch Flüssigkeiten aufzunehmen. Nach neueren Untersuchungen kann bei einem Defizit an Zink und Selen sogar Krebs entstehen.

Verwenden Sie auf die Dauer keine Labormineralien

Wenn Sie Mineralstoffe über längere Zeit einnehmen möchten, verwenden Sie möglichst natürliche Mineralstoffe und keine Labormineralien (Ausnahme: Minerale in Citratform oder Orotate). Wenn die Mineralstoffe chelatkomplexgebunden sind (wird auf der Packung angegeben), werden sie vom Körper besser aufgenommen. Nehmen Sie Mineralstoffe und Spurenelemente möglichst nicht isoliert (einzeln) über einen längeren Zeitraum, sondern nur kurzfristig, um einen eventuellen Mangel auszugleichen. Ansonsten versuchen Sie die Mineralstoffe und Spurenelemente über natürliche Nahrungsmittel zu erhalten. Pflanzenmineralien werden vom Körper vollständig verwertet und ausgeschieden. Die Mikroalge Spirulina sowie Alfalfa enthalten viele Mineralstoffe. Es gibt keine schädlichen Nebenwirkungen, auch bei längerer Einnahme.

Mineralstoffe und Spurenelemente sollte man nicht isoliert, sondern über natürliche Nahrungsmittel zu sich nehmen.

Selen

Selen ist für verschiedene Zellfunktionen und lebenswichtige Vorgänge im Körper unentbehrlich. Es ist ein Antioxidans; zusammen mit Beta-Carotin und Vitamin E schützt es den Körper vor der toxischen Wirkung Freier Radikale. Selenmangel macht den Menschen anfällig für Krankheiten. Besonders bei der Behandlung von Krebs spielt Selen eine wichtige Rolle, da es die schädlichen Nebenwirkungen bestimmter Chemotherapeutika auf Herz und Nieren mindert. In hohen Dosen verabreicht, hemmt es das Wachstum der

Tumoren. Hochdosiert sollte Selen jedoch nur kurzfristig unter Aufsicht eines Arztes eingenommen werden. Selen ist außerdem an der Entgiftung von Schwermetallen wie Quecksilber-Amalgam, Arsen, Kadmium, Nitrit, Thallium und Blei beteiligt, denn es ist der natürliche Gegenspieler des Quecksilbers und inaktiviert die Schädlichkeit des Quecksilbers. Interessant ist das für Menschen, die viele Amalgamfüllungen im Mund haben, denn in diesem Fall benötigt der Körper vermehrt Selen, um die Gifte auszuleiten.

Selen inaktiviert die Schädlichkeit von Quecksilber – dies ist besonders für Menschen mit vielen Amalgamfüllungen wichtig.

Das sollten Sie einnehmen

Die Standarddosierung für Selen ist 1 Mikrogramm pro kg Körpergewicht täglich. Oft ist die Deckung dieses Grundbedarfs nicht gewährleistet, weil in vielen Industriestaaten die Böden selenarm und ausgelaugt sind, so daß auch die Nahrungsmittel weniger Selen enthalten. Fertignahrung und ständig wachsende Umweltbelastungen führen dazu, daß ein erhöhter Selenbedarf entsteht. Krebskranke können bis zu 200 Mikrogramm täglich einnehmen, am besten in Verbindung mit Vitamin E, weil diese beiden Antioxidantien gemeinsam besonders wirkungsvoll sind.

Nehmen Sie möglichst keine anorganischen Selenverbindungen zu sich (Natriumselenit), verträglicher ist Selenhefe oder Selenmethionin. Sobald Sie Selen nicht mehr hochdosiert einnehmen, sind die natürlichen Selen-Spirulina-Tabletten sehr zu empfehlen, die wegen ihrer besonderen Bioverfügbarkeit vom Organismus in vollem Umfang aufgenommen werden und außerdem noch viele wertvolle andere Nährstoffe enthalten. Selen ist außerdem enthalten in Leber, Eigelb, Schalentieren und Brauereihefe. Selen ist besonders zu empfehlen bei Lungen-, Brust-, Dickdarm- und Hautkrebs.

Zink

Zink hat im Immunsystem einzigartige Funktionen, die durch andere Spurenelemente nicht ausgeglichen werden können. Zink ist

an vielen enzymatischen Prozessen im Körper beteiligt. Je weniger Zink im Organismus vorhanden ist, desto schwächer ist das Immunsystem. Zink spielt nicht nur bei der Immunabwehr eine wesentliche Rolle, sondern auch bei der Wundheilung, außerdem ist es in der Lage, viele Leberenzyme zu unterstützen. Vegetarier, ältere Menschen und Frauen, die jahrelang die Antibabypille eingenommen haben, leiden häufig unter einem Zinkmangel.
Besonders nach chirurgischen Eingriffen und bei Infektionen ist Zink ein wichtiges Spurenelement.

Symptome für Zinkmangel:
Störungen des Geruchs- oder Geschmacksempfindens, Haut- und Schleimhautstörungen, verzögerte Wundheilung, Infektanfälligkeit, Haarausfall und Nachtblindheit.

Da ein Übermaß an Zink zu einem Mangel an Kupfer, Eisen und Mangan führt, sollte man Zinkaspartat einnehmen.

Vorsicht: Ein Übermaß an Zink kann zu einem Mangel an Kupfer, Eisen und Mangan führen. Damit das nicht passieren kann fragen Sie in der Apotheke nach dem Zink-Präparat Inzelloval (Fa. Köhler-Pharma), das außerdem noch andere Mineralien enthält.
Zink ist in natürlicher Form in Fleisch, Leber, Eiern und verschiedenen Getreideprodukten enthalten. Zink darf nicht bei schweren Nierenfunktionsstörungen eingenommen werden.
Eine tägliche Dosierung von 15-60 Milligramm ist zu empfehlen. Von Dosierungen über 150 Milligramm ist abzuraten. Toxisch wirkt Zink allerdings erst im Gramm-Bereich.

Germanium

Das Spurenelement Germanium ist ein Halbmetall, das erst 1886 entdeckt wurde. Lange Zeit war seine Wirkungsweise nicht geklärt. Der Japaner Dr. Kazuhiko Asai eröffnete nach mehreren Selbstversuchen das Germanium-Forschungscenter, in dem er viele, von der Schulmedizin oftmals schon aufgegebene Krebspatienten heilte.

Germanium wird zwar vom Körper sehr schnell und unverändert wieder ausgeschieden, aber durch seine Katalysatorfunktionen hat es eine anregende Wirkung auf das Immunsystem, indem es zu einer Vermehrung der Gamma-Interferone führt. Durch Germanium wird der Sauerstoffgehalt im Körper erhöht, und giftige Substanzen werden schneller ausgeschieden. Germanium zerstört außerdem Freie Radikale und unterstützt die Ausscheidung von Schwermetallen und anderen Giften. In der Natur findet man Germanium vor allem in Ginseng, Knoblauch, Beinwell und einigen Heilwässern. Anorganische Germaniumverbindungen sind nicht zu empfehlen, weil sie zu Nierenschäden führen können. Besser ist Germanium-Lactat, -citrat oder Germanium-Hefe.

OPC - Pycnogenol

OPC ist vor allem im Samen und in der Haut roter Weintrauben enthalten, aber auch die Haut, die Kerne und Schalen vieler anderer Obstsorten besitzen diese Wirkstoffe. OPC ist also genau in den Obstteilen enthalten, die vor dem Verzehr meistens entfernt werden.

Dieser Pflanzenstoff übertrifft in seiner Wirksamkeit die Radikalfänger Vitamine E und C. Die OPCs besitzen neben den Radikalfänger-Eigenschaften auch entzündungshemmende und antiallergische Wirkungen. Sie gelangen in alle Bereiche des Körpers und sind gegen Krebs wirksam, weil sie die DNS schützen.

Der Pflanzenstoff OPC übertrifft in seiner Wirksamkeit die Radikalfänger Vitamin E und C, zusätzlich wirkt er entzündungshemmend und antiallergisch.

Ernährungstip: Obst aus kontrolliertem Anbau mit Schale und Kernen essen, eine stärkere Wirkung hat allerdings das Nahrungsergänzungsmittel OPC, das in Kapselform erhältlich ist.

Ungesättigte Fettsäuren

Ungesättigte oder essentielle Fettsäuren benötigt der Körper dringend, kann sie aber nicht selbst produzieren.

Diese Fettsäuren sind auch als essentielle Fettsäuren bekannt, weil es Substanzen sind, die der Körper dringend benötigt, aber nicht selbst produzieren kann. Aus diesem Grund müssen sie mit der Nahrung zugeführt werden.

Gamma-Linolensäure

Der Gamma-Linolensäure wird nachgesagt, daß sie den Stoffwechsel von Krebszellen schädigen kann. Nachtkerzen- und Borretschölkapseln enthalten besonders viel Gamma-Linolensäure.

Omega-3-Fettsäuren

Die Omega-3-Fettsäure enthält Alpha-Linolsäure, welche die Bildung von Metastasen hemmen kann. Alpha-Linolsäure kommt vor in Flachs (Leinsamenöl), Lebertran sowie in vielen Fischarten, wie zum Beispiel: Aal, Hering, Heilbutt, Kabeljau, Forelle, Lachs, Makrele, Sardine und Thunfisch. Lachsöl enthält eine besonders hohe Konzentration von Omega-3-Makro-Nährstoffen. Geringe Mengen Omega-3-Fettsäure sind auch in Sojaöl enthalten. Ein Mangel kann zu einer Immunschwäche führen. Die Omega-3-Fettsäuren sind in Kapselform in Apotheken und Reformhäusern erhältlich.

Omega-6-Fettsäuren

In unserer Ernährung überwiegen die Omega-6-Fettsäuren. Sie sind bevorzugt in Weizenkeimen, Pflanzenölen und Diätmargarine enthalten. Wichtig ist ein ausgewogenes Verhältnis von Fettsäuren. Wenn mit der Nahrung nur Omega-6-Fettsäuren oder gesättigte Fette wie Butter oder Margarine aufgenommen werden, kann das zu einem Ungleichgewicht führen.

Ernährungstip

Vermeiden Sie bei der Ernährung jede Einseitigkeit. Besonders schädlich ist die häufige Zufuhr gesättigter Fette (vor allem tierischer Fette), aber auch ein Zuviel an Omega-6-Fettsäuren ist nicht zu empfehlen. Sinnvoll ist, wenn gesättigte, einfach ungesättigte und mehrfach ungesättigte Fettsäuren in der Nahrung je zu einem Drittel vorhanden sind.
Essen Sie zum Beispiel Butter (gesättigte Fettsäure), Olivenöl (einfach ungesättigte Fettsäure) und häufig Fisch und Distelöl (mehrfach ungesättigte Fettsäuren). Wenn Sie Fisch nicht mögen, nehmen Sie statt dessen Lachsölkapseln oder Nachtkerzenöl-Kapseln. Um einen eventuellen Mangel auszugleichen, ist eine kurmäßige Lachsölkapsel-Kur für einige Zeit zu empfehlen. Fischöl-Kapseln sind besonders zu empfehlen für Patienten, die außerdem an Rheuma, Polyarthritis oder chronischen Entzündungen leiden.

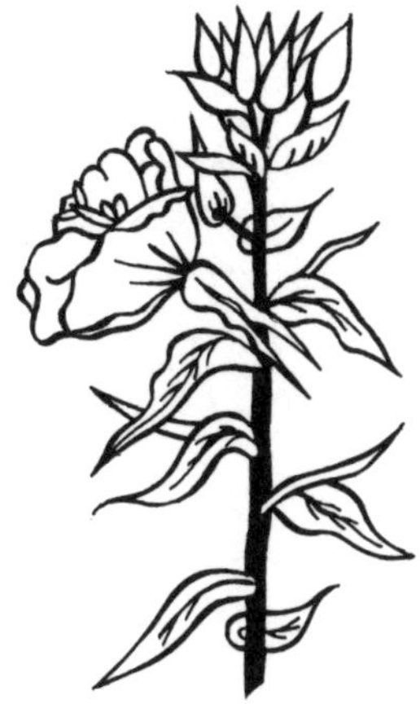

Die Nachtkerze

Reduziertes Glutathion (GSH)

Glutathion wird auch häufig als Elixier der Jugend bezeichnet, weil es eine essentielle Substanz ist, die das Altern verzögern kann. Neben seinen verjüngenden Eigenschaften schützt es den Körper vor Giftstoffen und stärkt das Immunsystem. Kettenraucher, die einen hohen Glutathionspiegel haben, bekommen aus diesem Grund vermutlich keinen Krebs. Man hat außerdem über mehrere Jahre beobachtet, daß Menschen mit einem hohen Glutathion-Spiegel Krankheiten bekamen wie alle anderen auch, sich aber erstaunlich schnell wieder davon erholten, während Personen mit einem niedrigen Glutathionspiegel durch Krankheiten sehr schnell hinfällig wurden.

Glutathion wird auch Elixier der Jugend genannt, weil es den Alterungsprozeß verzögern kann.

Reduziertes Glutathion ist in der Lage, Freie Radikale zu bekämpfen und den zellulären Regenerationsprozeß zu unterstützen. In vielen Kliniken in den USA wird red. Glutathion zur Behandlung von Krebs, Aids, MS und Stoffwechselstörungen mit guten Erfolgen eingesetzt.

Phytochemikalien

Pflanzen enthalten Phytochemikalien, Wirkstoffe, die eine tumorhemmende Wirkung besitzen.

Kein Vitamin- oder Mineralstoffpräparat sollte die wertvolle Pflanzenkost ganz ersetzen, denn Pflanzen enthalten die sogenannten Phytochemikalien, von deren Existenz man lange Zeit nichts wußte. Hinter diesem bedeutsamen Wort verbergen sich ganz einfach Pflanzenwirkstoffe, die eine tumorhemmende Wirkung besitzen. Seitdem das nationale Krebsinstitut der USA ein Multimillionenprojekt zur Erforschung dieser Pflanzenwirkstoffe gestartet hat, gewinnen die Phytochemikalien in zunehmendem Maße an Bedeutung. So hat man inzwischen entdeckt, daß das in Karotten, Tomaten, Erdbeeren, Ananas und Peperoni enthaltene p-Cumarin die Bildung von krebserregenden Substanzen, die während des Verdauungsprozesses entstehen, hemmt.

Indole, Ellagsäure und Allicin

Brokkoli, Blumenkohl, Weißkohl, Grünkohl und Rosenkohl enthalten die sogenannten *Indole,* die besonders bei hormonbedingten Krebsarten kanzerogene Substanzen unterdrücken.

Die in Himbeeren, Erdbeeren und Weintrauben enthaltene *Ellagsäure* neutralisiert krebserzeugende Substanzen. Sojaprodukte enthalten den Wirkstoff Genistein, der ebenfalls in der Lage ist, das Wachstum von Tumoren und Metastasen zu hemmen.

Auch der Wirkstoff *Allicin,* der in Knoblauch, Schnittlauch, Zwiebeln und Porree enthalten ist, hat krebshemmende Eigenschaften

und aktiviert im Körper enzymatische Entgiftungssysteme. Im Knoblauch wurde eine Substanz entdeckt, die Zellentartung verhindert und das Wachstum bösartiger Zellen verlangsamt. Essen Sie über den Tag verteilt eine zerkleinerte rohe Knoblauchzehe unter einen Becher Joghurt verrührt. Dadurch kann sich die Wachstumsenergie der Krebszellen verringern. Knoblauch regt nicht nur das Immunsystem an, er desinfiziert und hemmt Entzündungen und wirkt schließlich auch gegen chronische Vergiftungen.
Daß auch rote Bete zu den krebshemmenden Nahrungsmitteln gehört, ist Ihnen inzwischen sicherlich bekannt.
Wenn Sie diese speziellen Nahrungsmittel vermehrt und häufiger in Ihrem Speiseplan unterbringen, können Sie auf einfache und natürliche Weise krebserregende Substanzen im Körper hemmen.

Wie Sie das Krankenhausessen aufbessern können

Für Menschen, die keinen großen Appetit haben und trotzdem nicht auf diese wertvollen Inhaltsstoffe verzichten wollen, gibt es rote Bete, Brokkoli und Knoblauch auch in Kapselform.
Wer längere Zeit im Krankenhaus liegen muß, dem würde ich als Nahrungsergänzung Obst- und Gemüsekapseln empfehlen, die neben den gerade erwähnten Phytochemikalien noch zusätzliche Vitamine und Nährstoffe enthalten.
Die Krankenhauskost ist für einen Krebskranken denkbar ungeeignet. Oft sind die Vitamine und Nährstoffe, die in einer solchen Situation dringend benötigt werden, nicht ausreichend in der Nahrung enthalten. Durch Gemüse- und Obstkapseln erhalten Sie mengenmäßig die Nährstoffe, die Sie zu sich nehmen würden, wenn Sie täglich mehrere Kilogramm frisches Obst und Gemüse verzehren würden. Auch wenn Sie diese Kapseln einnehmen, sollten Sie natürlich nicht auf frisches Obst und Gemüse verzichten.

Gemüse- und Obstkapseln enthalten die gleiche Menge an Nährstoffen wie mehrere Kilo frisches Obst und Gemüse.

Ginseng

Die in Ginseng enthaltenen Saponine stärken die Abwehrzellen des Immunsystems und werden auch gegen Krebs eingesetzt.

Ginseng stärkt die Widerstandskräfte des Körpers, neutralisiert Freie Radikale und schützt den Körper vor Bakterien und Viren. Ginseng ist außerdem reich an wertvollen Aminosäuren, enthält viele Spurenelemente und Mineralstoffe, die zu einem ausgeglichenen Stoffwechsel beitragen, und hilft dem Körper, Gifte schneller auszuscheiden. Die in Ginseng enthaltenen Saponine steigern die Funktion der Abwehrzellen des Immunsystems und werden in neuester Zeit auch gegen Krebs eingesetzt. Vor allem der brasilianische Ginseng »Suma« enthält Wirkstoffe, die das Wachstum von Krebszellen hemmen.

Der brasilianische Ginseng ist vor allem für Krebspatientinnen in den Wechseljahren zu empfehlen, weil er den Hormonhaushalt auf natürliche Weise normalisiert. Die Pflanzenhormone Stigmasterol und Beta-Sitosterol normalisieren den Östrogenspiegel und vermindern Hitzewallungen und Stimmungsschwankungen. Ginsengpräparate sind in Tabletten- oder Kapselform, aber auch als Tee, Wurzeln oder als flüssiges Konzentrat in Drogerien oder Apotheken erhältlich. Die beste Wirkung zeigt Ginseng, wenn Sie das Präparat morgens auf nüchternen Magen einnehmen.

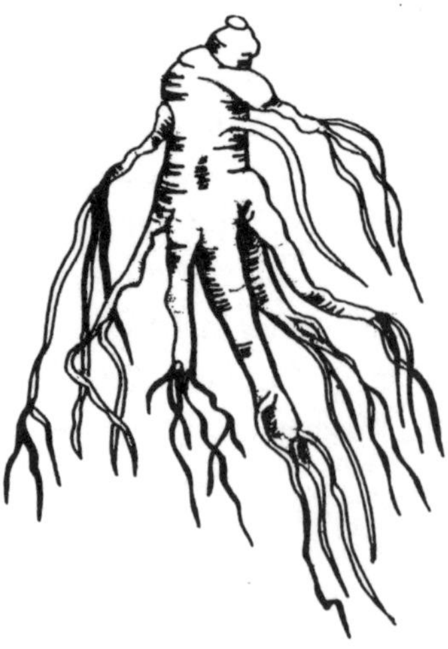

Stimulieren Sie Ihr Immunsystem!

Grundsätzlich sollte eine Immunbehandlung möglichst früh beginnen, auch dann, wenn noch keine Hinweise auf Metastasen bestehen.

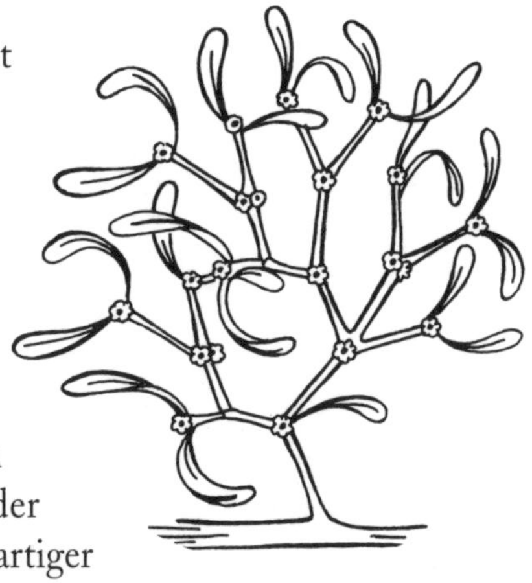

Die Mistel

Daß die Mistel eine der vielversprechendsten Pflanzen gegen Krebs ist, wurde von renommierten Fachinstituten bestätigt. Mistelpräparate bewirken eine Steigerung der körpereigenen Abwehr, vermindern das Wachstum bösartiger Zellen, ohne dabei gesunde Zellen zu beeinträchtigen. Mistelwirkstoffe führen außerdem zu einer erhöhten Ausschüttung von Endorphinen im Gehirn, das sind körpereigene, opiumähnliche Stoffe, die das Schmerzempfinden dämpfen und die Stimmung aufhellen. Die in der Mistel enthaltenen Lektine stimulieren das Immunsystem, Viskotoxine schädigen den Tumor.

Mistelpräparate steigern die Verträglichkeit der Strahlen- und Chemotherapie.

Wer Mistelpräparate bekommt, verträgt in den meisten Fällen die Strahlen- und Chemotherapie viel besser, bekommt schneller wieder Appetit, kann besser schlafen, hat weniger Depressionen, fühlt sich wohler, sieht besser aus, und auch das Blutbild zeigt bessere Werte. Mistelpräparate sind besonders nach Operationen zu empfehlen, damit sich nicht so schnell Metastasen bilden können.

Nicht bei jeder Krebserkrankung darf die Mistel eingesetzt werden. Vorsicht bei lymphatischer Leukämie, die Mistellektine können Leukämiezellen stimulieren.

Bei Brustkrebs, Magen- und Dickdarmkrebs, Bronchial-, Nieren-, Blasen-, Haut- oder Ovarialkrebs hingegen sind Mistelpräparate sehr zu empfehlen.

Die Tumorimpfung (ASI = Aktiv-spezifische Immuntherapie)

Bei dieser Therapie wird während der Operation oder durch eine Biopsie (Gewebeentnahme) etwas Krebsgewebe entfernt und in speziellen Labors zu einem Impfstoff verarbeitet. Dieser Krebsimpfstoff wird dem Patienten intramuskulär oder subkutan injiziert.

Durch die Tumorimpfung soll das Abwehrsystem die Tumorzellen als fremd erkennen und schneller vernichten.

Bösartige Krebszellen werden vom Abwehrsystem häufig nicht erkannt. Bei einer Tumorimpfung hofft man, daß das Abwehrsystem die Tumorzellen zukünftig als fremd erkennt und schneller vernichten kann.

Auch durch dieses Verfahren läßt sich die Rückfallhäufigkeit senken. Positive Ergebnisse wurden bei folgenden Krebsarten festgestellt: Magen- und Darmkrebs, Ovarialkarzinom, Brustkrebs, Blasen- und Prostatakrebs, Melanom, Hypernephrom und nichtkleinzelliges Bronchialkarzinom. Voraussetzung für diese Therapie ist ein noch recht gut funktionierendes Immunsystem und möglichst noch keine Metastasen.

Wer sich für diese Therapie entscheiden möchte, kann seinen Hausarzt fragen oder sich bei der Firma vitOrgan in Ostfildern erkundigen. Die Firma vitOrgan bietet diesen Service für circa 1000 DM an. Benötigt wird 1 Gramm Tumormaterial. Nach bisherigen Studien kann man annehmen, daß die Patienten durch eine Tumorimpfung eine um 20-40 Prozent verbesserte Lebenserwartung haben.

Thymuspräparate

Thymuspräparate sind im Grunde keine direkten Krebsheilmittel. Sie sind jedoch in vielen Fällen in der Lage, das Immunsystem wieder zu normalisieren. Auf diese Weise wird die körpereigene Abwehr gestärkt und dem Tumorwachstum und der Metastasenbildung entgegengewirkt.

Thymuspräparate helfen, das Immunsystem zu normalisieren, so wird die körpereigene Abwehr gestärkt und dem Tumorwachstum entgegengewirkt.

Wer unter häufigen Infektionen leidet, sollte Thymusinjektionen vor, während und nach Operationen und Bestrahlungen erhalten.

Nicht zu empfehlen sind Thymusextrakte während einer aggressiven Chemotherapie, denn dabei werden Knochenmarkzellen erheblich geschädigt. Es ist zwecklos, zu diesem Zeitpunkt die Prä-Thymus-Lymphozyten zu aktivieren, weil sie größtenteils durch die Chemotherapie wieder vernichtet werden. Wer sich einer Chemotherapie unterziehen will, kann sich Thymusextrakte eine Woche vor und dann erst wieder einige Tage nach Abschluß der Therapie injizieren lassen. Thymusextrakte sind auch als Tabletten in Apotheken erhältlich.

Weitere Krebsheilmittel aus der Natur

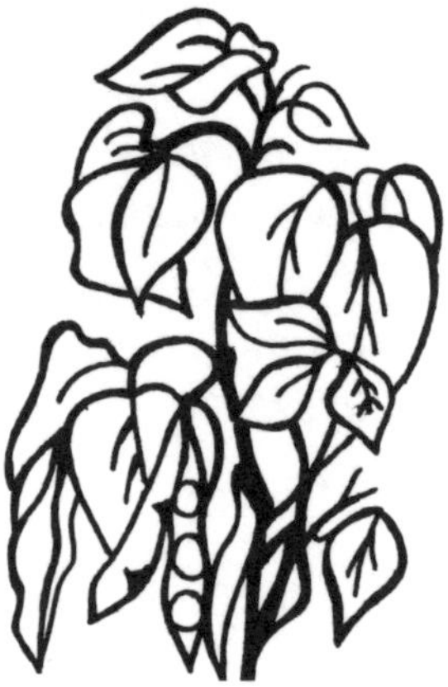

Die Sojapflanze enthält Lecithin

Lecithin

Streß, falsche Ernährung und Krankheit steigern den täglichen Lecithinbedarf auf das Fünffache.

Keine Zelle kann ohne Lecithin existieren. Jede Zellschädigung, ganz gleich, ob sie durch Bakterien, Gifte oder durch Strahlen radioaktiver Substanzen hervorgerufen wurde, greift zuerst an den Lecithinen der Zellmembranen an. Die Einnahme von Lecithin erhöht den Gehalt des Blutes an Gammaglobulinen und regt die Aktivität der körpereigenen Abwehrzellen an. Lecithin unterstützt den Zellstoffwechsel und die Zellatmung, steigert die Leistung des Herzmuskels, fördert die Knochenbildung, regeneriert die Nervensubstanz, normalisiert den Nervenstoffwechsel, stärkt die Lebertätigkeit und wirkt der Leberverfettung entgegen.

Durch Streß, falsche Ernährung und Krankheit steigt der tägliche Lecithinbedarf auf das Fünffache an. Lecithin sollte unbedingt nach einer Strahlenbehandlung zur Regeneration der zerstörten Zellstrukturen eingesetzt werden.

Weil Lecithin besonders reich an Phosphatidylcholin, der wichtigsten Nervensubstanz, ist, wirkt es kräftigend und stabilisierend auf das Nervensystem. Sehr zu empfehlen ist eine 60-Tage-Kur mit Soja-Lecithin aus dem Reformhaus oder der Apotheke.

Aloe vera

Bereits in der Bibel wird die Heilkraft von Aloe erwähnt, aber erst nach Abwurf der Atombombe wurde Aloe vera für die Wissen-

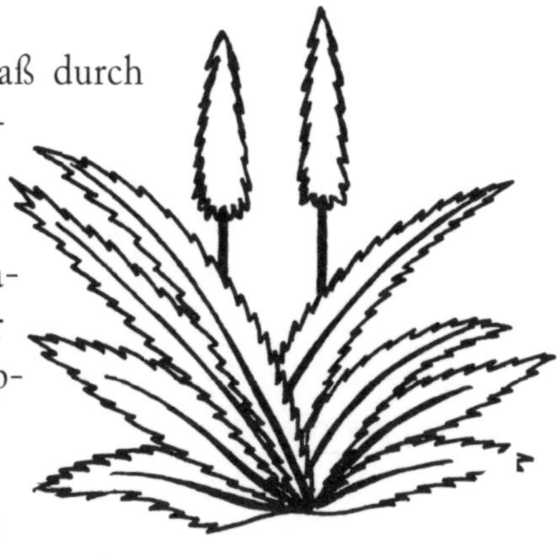

schaftler interessant. Es wurde nämlich festgestellt, daß durch Strahlung verursachte Geschwüre auf Aloe besser ansprachen als auf alle anderen Mittel.
Bei Hautkrebs kann man Aloe vera innerlich und äußerlich anwenden, am besten in Kombination mit Papaya-Konzentrat. Auch zur Stärkung der körpereigenen Abwehr und zur Regeneration angegriffener Zellen ist es zu empfehlen.
Durch Laboruntersuchungen wurde festgestellt, daß Aloe das Immunsystem aktiviert, vor allem die Funktion der Lymphozyten und Monozyten. Auf diese Weise werden vermehrt Krebszellen zerstört.
Aloe hat einen positiven Einfluß auf das gesamte Verdauungssystem. Wenn es auf nüchternen Magen eingenommen wird, wirkt es wie ein mildes Abführmittel. Es hilft auch bei der Behandlung von Magengeschwüren. Aloe ist außerdem ein Blutreinigungsmittel, das dem Körper bei der Entgiftung hilft. Es wirkt entzündungshemmend, da es antibiotische Wirkstoffe enthält.
In der Schwangerschaft sollte es nicht eingenommen werden. In einigen Fällen wurden allergische Reaktionen beobachtet. Aloe ist als Saft, Gel oder Pulver erhältlich.

Laboruntersuchungen zeigten, daß Aloe das Immunsystem aktiviert, vor allem die Lymphozyten und Monozyten – so werden vermehrt Krebszellen zerstört.

Pilze

Kombucha

Wer Krebs hat, der weiß genau, diese Erkrankung kostet nicht nur Nerven, sondern auch eine ganze Menge Geld. Das Kombucha-Teepilz-Getränk gehört ausnahmsweise zu den Heilmitteln, die man auf einfache und preiswerte Weise selbst herstellen kann. Der Pilz, der aussieht wie eine kleine Qualle, wird in eine Nährlösung aus schwarzem Tee und Zucker gelegt. Die Symbionten der Kultur vergären den Zucker zu Milchsäure und Alkohol und erzeugen dabei gewisse Stoffwechselprodukte, die für den menschlichen Körper sehr wertvoll sind. Ein wichtiger Bestandteil des Kombucha-Pilzes ist die wertvolle Glukuronsäure. In einem gesunden Körper wird die Glukuronsäure von der Leber selbst produziert. Wird der Körper jedoch durch Umwelt-, Nahrungs- und Genußgifte oder durch eine Krankheit geschwächt, wird die Leber in ihrer Entgiftungsfunktion überfordert und kann nicht ausreichend Glukuronsäure produzieren. Die Glukuronsäure ist maßgeblich an der Entgiftung des Körpers beteiligt. Die Schadstoffe koppeln sich an die Glukuronsäure und werden mit dem Urin ausgeschieden. Vor allem bei Krebserkrankungen muß die Entgiftungsfunktion der Leber unterstützt werden, ganz besonders dann, wenn durch eine Chemo- und Strahlentherapie viele Krebszellen zerstört wurden. Der Körper erholt sich schneller, wenn eine gute Entgiftung und ein besserer Abtransport der Schadstoffe gewährleistet ist. Da die meisten Krebspatienten an einer gestörten Leberfunktion leiden, ist die Zufuhr von Glukuronsäure besonders wichtig.

Die im Kombucha-Pilz enthaltene Glukuronsäure ist maßgeblich an der Entgiftung des Körpers beteiligt.

Die Herstellung dieses Getränkes ist sehr einfach. Der Kombucha-Pilz gedeiht in einer Teelösung und wächst ständig nach, so daß Sie jahrelang von diesem gesunden Getränk profitieren können. Bei Krebs fermentiert man den Kombucha-Tee am besten mit grünem Tee und mit Papayablättern. Weitere Informationen zu diesem Thema erhalten Sie in meinem Buch »Kombucha ABC«.

Shiitake

Die Chinesen der Ming-Dynastie (14.-17. Jahrhundert) nannten den Shiitake-Pilz »Elixier des Lebens«. Bereits in den Büchern von Wu Shuii, dem Leibarzt des berühmten Kaisers Ming, steht geschrieben, daß dieser Pilz die Kraft und Vitalität des Körpers in hohem Maße kräftigt. In der heutigen Zeit wird Shiitake (Lentinus edodes) vor allem in Japan, besonders bei Magenkrebs, erfolgreich eingesetzt. Eine bretonische Gruppe von Wissenschaftlern testete und analysierte diesen Pilz und bestätigte, daß seine Wirkstoffe das Immunsystem stimulieren und für eine vermehrte Freisetzung von Interleukinen sorgen. Shiitake ist als Extrakt über den Versand oder in Apotheken erhältlich.

Maitake

Maitake ist der japanische Name des Pilzes Grifola frondosa. Laboruntersuchungen haben erwiesen, daß Maitake das Immunsystem stimuliert, die Krebszellen im Wachstum hemmt und Immunhormone freisetzt. Maitake ist frisch oder getrocknet in Asienläden und in manchen Reformhäusern erhältlich. Er kann auch direkt beim Hersteller bestellt werden: Maitake Products Inc., P. O. Box 1354, Paramus NJ 07653.

Plankton – Algen – Spirulina

Bei verschiedenen Algen- und Planktonarten hat man nachweisbar Substanzen gefunden, die eine hemmende Wirkung auf Krebs- und Leukämiezellen besitzen.

Von den etwa zehntausend verschiedenen Algenarten nimmt Spirulina eine ganz besondere Rolle ein. Versuche, die im Institut für Immunologie und Genetik des Deutschen Krebsforschungs-Zentrums durchgeführt wurden, haben erbracht, daß die Mikroalge Spirulina platensis Hau einen immunstimulierenden Einfluß auf den menschlichen Organismus ausübt.

Von den etwa zehntausend verschiedenen Algenarten nimmt Spirulina eine besondere Rolle ein, da sie einen immunstimulierenden Einfluß hat.

Die blaugrüne Mikroalge Spirulina ist eine Planktonart aus den ostafrikanischen Sodaseen. Sie gedeiht in alkalischem, stark salzhaltigem Wasser unter der heißen Sonne eines subtropischen Klimas. Sie enthält viele Phyto-Schutzstoffe, wie zum Beispiel die radikalfangenden Karotinoiden, pflanzliches Vitamin B12 und andere B-

Vitamine, Eisen, Calcium, Magnesium, Zink, Gamma-Linolensäure, Chlorophyll und viele andere. Außerdem ist sie eine hervorragende eiweißreiche Nahrungsergänzung für Krebskranke, die wenig oder überhaupt kein Fleisch essen möchten. Ihr hoher Eiweißgehalt (60-70 Prozent) wird von keiner anderen Pflanze erreicht. Spirulina enthält hochwertiges pflanzliches Eiweiß mit 8 essentiellen und weiteren 9 Aminosäuren.
Spirulina ist über den Naturprodukt-Versand in Tabletten oder Pulverform zu beziehen, aber auch in Apotheken und Reformhäusern erhältlich. Auch die Algenarten Chlorella und Laminaria sind zu empfehlen.

Haifischknorpel (Shark wise)

Wissenschaftlern ist schon seit längerer Zeit bekannt, daß Haie fast nie an Krebs erkranken und sehr selten Infektionen bekommen, denn der Hai besitzt ein unwahrscheinlich robustes und kraftvolles Immunsystem. Wunden heilen bei Haifischen sehr schnell, und sie vertragen giftige Chemikalien, die andere Säugetiere töten würden.
Haifischknorpel wird als sogenannter Angiogenese-Hemmer bezeichnet. Das bedeutet, daß die Wirkstoffe im Haiknorpel in der Lage sind, die Neubildung von Blutgefäßen zu behindern, so daß ein Tumor nicht weiterwachsen kann. Forschungsergebnisse sowie klinische Anwendungen von Haifischknorpel bestätigen, daß durch diese Substanz die Ausbildung neuer Blutgefäße verhindert wird. Durch die Zerstörung der Blutgefäße verringert sich die Zufuhr von Blut und Sauerstoff zu den Tumorzellen, die dadurch absterben. Bei einem erwachsenen Menschen ist das Blutgefäßsystem ausgewachsen, und Neubildungen erfolgen selten. Krebsstudien, die über 11 Jahre lang durchgeführt wurden, zeigten, daß Rinderknorpel im Gegensatz zum Haiknorpel ein milder Angiogenese-Hem-

Die Wirkstoffe im Haifischknorpel hemmen die Neubildung von Blutgefäßen, so daß ein Tumor nicht weiterwachsen kann.

mer ist und das Immunsystem stimuliert. Bereits durch die Einnahme von Rinderknorpel wurde beobachtet, daß Tumore sich zurückbildeten. Haiknorpel gilt als tausendfach wirksamer und besitzt ebenfalls die Eigenschaft, das Immunsystem anzuregen.

Besonders zu empfehlen ist diese Therapie bei Krebsformen, die mit starker Gefäßbildung einhergehen, wie zum Beispiel Brust- und Unterleibskrebs, Bauchspeicheldrüsenkrebs und einigen Gehirntumoren, aber auch bei anderen Krebsarten wurden gute Erfolge erzielt. Haiknorpel sollte allerdings nicht nach Erkrankungen eingenommen werden, bei denen der Wiederaufbau von neuen Gefäßen lebenswichtig ist, wie zum Beispiel nach einem Herzinfarkt, in der Schwangerschaft, bei Kindern, nach Operationen und nach Knochenbrüchen.

Dosierung: In den USA werden circa 750 Milligramm je 25 Kilogramm Körpergewicht täglich empfohlen.
Nähere Informationen können Sie beim US-Hersteller anfordern.
Cartilage Technologies Inc., 200 Clerbrook Road, Elmsford, New York 10523-USA.
Haiknorpel ist über den Versand erhältlich (siehe Anhang).

Grüner Tee

Nach Ansicht von US-Forschern vermindert grüner Tee das Krebsrisiko. Als entscheidende Substanz fanden die Amerikaner das sogenannte Epigallocatechin-3-Gallat (EGCG). Es gehört zur Gruppe der Catechine und ist in diversen holzigen Pflanzen anzutreffen. Auch japanische Wissenschaftler fanden heraus, daß grüner Tee krebsauslösende Stoffe abfangen kann, bevor diese die Zellen schädigen.

Grüner Tee vermindert das Krebsrisiko, da er krebsauslösende Stoffe abfangen kann, bevor sie die Zellen schädigen.

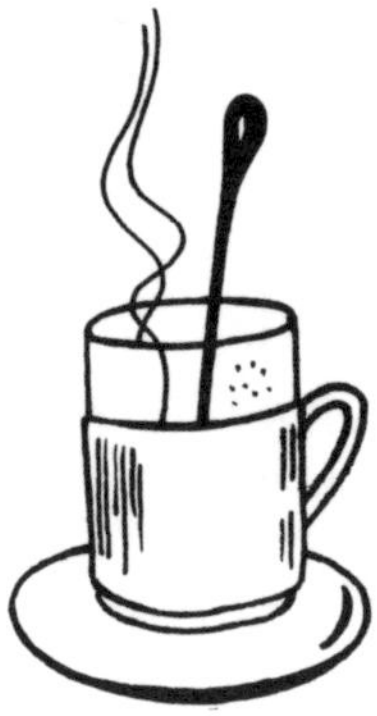

Eine Tasse grüner Tee enthält rund 150 Milligramm an EGCG. Ob grüner Tee gegen Krebs wirkt oder nicht, hängt von der Qualität der Teesorte und von der richtigen Zubereitung ab. Zunächst einmal sollten Sie darauf achten, daß Sie guten chinesischen grünen Tee aus biologischem Anbau erwerben. Auch das Wasser spielt eine gewisse Rolle. Bei schlechtem Leitungswasser verwenden Sie zum Teekochen besser ein gutes Mineralwasser. Brühen Sie den Tee stets frisch auf und trinken ihn warm, aber auf keinen Fall heiß! Nehmen Sie 3-4 Tassen täglich ein.
Grüner Tee ist auch in Kapselform erhältlich.

Astragalus

Astragalus, auch Tragant genannt, wird aus der Tragantwurzel gewonnen, die aus Nordchina stammt. Sie enthält neben wichtigen Nährstoffen auch Aminosäuren, Cholin, Betain und Folsäure. Astragalus stärkt die Lebenskräfte, zerstört Gifte und unterstützt die Heilung von Gewebeschäden. Versuche an Patienten bestätigen die Wirksamkeit dieser Wurzel.
Astragalus enthält sogenannte Swainsonine, eine Substanz, bei der wissenschaftlich nachgewiesen wurde, daß sie Metastasenbildung verzögern oder sogar zum Teil verhindern kann. Sie stimuliert außerdem die Bildung von Interferon, steigert die Funktionsfähigkeit von Milz und Lunge und unterstützt die Heilung von Gewebeschäden. Ferner hilft Astragalus bei Blutarmut, Appetitlosigkeit und Verdauungsstörungen. Nach Chemo- oder Strahlentherapie ist eine Therapie mit Astragalus zu empfehlen, da dieses Mittel eine regenerierende Wirkung auf geschädigte Knochenmarkzellen ausübt.
Astragalus ist in Apotheken erhältlich oder über Naturprodukt-Versandfirmen.

Die in Astragalus enthaltenen Swainsonine verzögern die Metastasenbildung.

Echinacea-Präparate

Die Wurzeln und Blätter der Echinacea wurden bereits von den Indianern Amerikas benutzt, um Infektionen aller Art zu heilen. Durch die Einnahme eines Echinacea-Präparates steigen die T-Lymphozyten an, die für die Erkennung von Krebszellen besonders wichtig sind. Echinacea hemmt das Wachstum von Bakterien und Pilzen, stärkt die Zellwände und verringert Entzündungen. Mikroben, Fremdkörper und Gewebetrümmer werden schneller ausgeschieden.

Schon die Indianer Amerikas verwendeten die Wurzeln und Blätter der Echinacea, um Infektionen aller Art zu heilen.

Echinacea-Präparate können bei einer Leukopenie nach Strahlen- oder Zytostatikabehandlungen eingenommen werden.

Echinacea-Präparate sind in Apotheken und Reformhäusern als Tropfen, Tabletten, Frischpflanzensaft und in Salbenform erhältlich. Auch als Injektion kann Echinacea verabreicht werden. Echinacea-Präparate sollten nicht länger als 4-5 Wochen eingenommen werden.

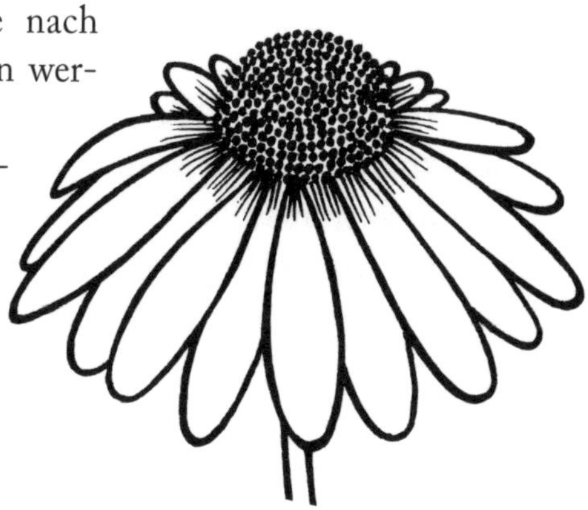

Cat's Claw

In den tropischen Regenwäldern des Amazonas wächst eine Ranke namens Uncaria Tomentosa. Bei uns ist sie unter dem Namen »Uña de Gato« oder »Cat's Claw« bekannt. Die Einheimischen in Peru setzen die Rinde dieser Ranke gegen Magenleiden, Arthritis und Krebs ein.

Ein deutscher Forscher fand im Jahre 1979 heraus, daß diese Pflanze das Immunsystem stärkt, hohem Blutdruck entgegenwirkt und Ablagerungen an den Wänden der Blutgefäße verhindern kann.

Bei peruanischen und italienischen Untersuchungen wurden verschiedene Antioxidantien isoliert, denen Eigenschaften gegen Viren, Entzündungen und Krebs zugeschrieben werden. Cat's Claw wird auch als »Saubermacher« bezeichnet, weil es den gesamten Verdauungstrakt reinigt. Bis 1989 war die Ausfuhr dieser besonderen Pflanze aus Peru verboten, um die Bestände zu schützen.

Lapacho-Tee

Die Wirkstoffe des Lapachobaumes regen das Immunsystem an, besitzen eine Anti-Tumor-Wirkung und wirken antibakteriell und virentötend.

Für den Lapacho-Tee wird die innere Rinde 300 Jahre alter Lapachobäume verwendet. Die Indios in Peru und Bolivien nutzen die Rinde der Bäume erfolgreich, um Krebs und andere Krankheiten zu heilen. Sie gaben ihm den Namen »Baum des Lebens«. Vor circa 30 Jahren wurde die hervorragende Heilkraft dieser Bäume von Forschern und Ärzten wiederentdeckt. Heute weiß man, daß seine Wirkstoffe das Immunsystem anregen und eine Anti-Tumor-Wirkung besitzen. In der Rinde des Baumes entdeckte man das sogenannte Lapachol und weitere Substanzen mit antibakterieller und virentötender Wirkung. Der Lapacho-Tee stärkt die Widerstandskräfte des Körpers gegen Krankheiten, stimuliert den Verdauungstrakt und vermindert die toxische Wirkung der Strahlentherapie.

Zubereitung:
Geben Sie für eine große Tasse circa 2-3 Gramm Tee in kochendes Wasser, und lassen Sie den Tee nochmals fünf Minuten köcheln. Danach lassen Sie den Tee noch weitere 20 Minuten ziehen. Trinken Sie täglich mehrere Tassen Tee möglichst vor den Mahlzeiten. Der Tee kann auch gekühlt getrunken werden. Er hat einen angenehmen Geschmack, der etwas an Vanille erinnert. Lapacho-Tee wird kurmäßig getrunken. 6 Wochen lang täglich circa 1 Liter, dann 4 Wochen Pause und nochmals 6 Wochen lang täglich 1 Liter.

Urin

Die Befürworter der Urintherapie behaupten, daß jeder Mensch seine kleine Apotheke mit sich herumträgt. Eine wirklich praktische Angelegenheit, aber leider nicht jedermanns Sache. Viele Menschen können sich nicht überwinden, ihren Urin zu trinken. Aber das muß auch nicht sein, denn es gibt eine ganze Reihe anderer Möglichkeiten, den Urin gesundheitsfördernd einzusetzen.

Die Anhänger der Urintherapie glauben, daß der im Urin enthaltene Harnstoff die Krebszellen schädigen kann. Obwohl sich diese Vermutung wissenschaftlich nicht beweisen läßt, wird bei Leukämie in vielen Fällen das chemotherapeutische Mittel Litalir eingesetzt, das dem Harnstoff in seiner chemischen Zusammensetzung sehr ähnlich ist. Tatsächlich wurde in einigen Fällen Hautkrebs durch Harnstoffinjektionen in die direkte Umgebung des Melanoms erfolgreich behandelt.

Die Befürworter der Urintherapie glauben, daß der im Urin enthaltene Harnstoff die Krebszellen schädigen kann.

Das Trinken von Urin ist besonders bei Lungen- und Leberkrebs zu empfehlen. Wer seinen Urin trinken möchte, sollte das kurmäßig machen. Der Morgenurin (Mittelstrahl) oder zusätzlich der Tagesurin wird wenigstens 4 Wochen lang und längstens 3 Monate lang getrunken. Danach wird eine Pause eingelegt. Wenn Sie den gesamten Tagesurin trinken, kann es zu Heilkrisen in Form von Durchfällen kommen, weil die Entgiftung des Körpers stark angeregt wird. Wer den gesamten Tagesurin trinkt, sollte zusätzlich noch viel Tee oder Mineralwasser trinken.

Bitte informieren Sie sich gründlich, wenn Sie eine Urintherapie durchführen möchten, der Buchhandel bietet viele interessante Bücher zu diesem Thema an.

Kontraindikationen:

Wenn Sie starke Medikamente einnehmen, wie zum Beispiel Schlaf-, Schmerz- oder Beruhigungsmittel, Antibiotika, Kortison,

Urinabreibungen regulieren die Stoffwechseltätigkeit der Haut und haben über die Reflexzonen der Haut Auswirkungen auf innere Organe.

Zytostatika oder Psychopharmaka, dann sollten Sie auf das Urintrinken verzichten und sich statt dessen täglich den ganzen Körper mit Urin einreiben. Urinabreibungen sind besonders bei schweren Krankheitsbildern zu empfehlen. Urinabreibungen regulieren die Stoffwechseltätigkeit der Haut und haben über die Reflexzonen der Haut Auswirkungen auf bestimmte innere Organe. Diese Abreibungen sollten über mehrere Wochen jeden Tag durchgeführt werden.

Ihre Ernährung ist ein Heilmittel!

Parallel zur Umweltverschmutzung und der daraus resultierenden »Inweltverschmutzung« hat die Häufigkeit der Krebserkrankungen in erschreckendem Maße zugenommen. Während man zwischen Krebs, Umweltverschmutzung, schadstoffreicher und denaturierter Ernährung zunächst kaum einen Zusammenhang sah, setzt sich die Meinung immer mehr durch, daß falsche Ernährung am Krebsgeschehen mitbeteiligt ist. Wenn auch nicht jede Krebserkrankung durch falsche Ernährung entsteht, so ist ein Organismus, der mit denaturierter Nahrung versorgt wird, kaum in der Lage, sich ausreichend gegen die schädlichen Freien Radikale zu wehren. Durch die schwer toxischen zytostatischen Mittel der modernen Medizin wird dieser Prozeß noch gefördert, deshalb kann ich gar nicht genug betonen, wie wichtig eine gesunde Ernährung ist.

Nicht jede Krebserkrankung entsteht durch falsche Ernährung, aber ein Organismus, der mit denaturierter Nahrung versorgt wird, kann sich nicht gegen Freie Radikale wehren

Manche Naturvölker kennen Krebs nicht

Vor einiger Zeit stellten Wissenschaftler fest, daß die Hunzas, ein Naturvolk im Himalaja, kaum an Krankheiten leiden und vor allem nicht an Krebs erkranken. Bis ins hohe Alter bleiben diese Menschen aktiv und leistungsfähig. Zum größten Teil führt man das auf ihre natürliche Ernährung zurück, die aus Bergziegenmilch, Vollkorngetreide, frischen Früchten und wenig Fleisch besteht. In wissenschaftlichen Versuchen wurden einige Ratten mit Hunza-Kost gefüttert und ein anderer Teil mit zivilisatorischer Normalkost. Die Ratten, die die Hunza-Nahrung erhielten, blieben gesund, während man bei den Ratten, die die Durchschnittsnahrung erhielten, krankhafte Gewebeveränderungen feststellte.

Es wäre sicher übertrieben zu behaupten, daß allein durch falsche Ernährung Krebs entstehen kann. Mit Sicherheit führt denaturierte Nahrung aber mit der Zeit zu Stoffwechselveränderungen, die im Körper einen Zustand ermöglichen, der die Leistungsfähigkeit des Immunsystems herabsetzt und somit im Körper ein Milieu schafft, das das Entstehen von Tumoren begünstigen kann.

Lassen Sie sich nicht zur Mülldeponie machen!

Durch die richtige Ernährung können Sie die Stoffwechselfunktionen in Ihrem Körper wieder normalisieren. Zunächst einmal müssen Sie aber wissen, was falsch an Ihrer bisherigen Ernährung war. Eine krebserregende Substanz kann innerhalb kurzer Zeit eine Zelle schädigen, deshalb sollten Sie täglich Nahrungsmittel zu sich nehmen, die die Fähigkeit besitzen, dieser Krankheitsentwicklung entgegenzuwirken. Durch eine ausgewogene, möglichst naturbelassene Ernährung können Sie nicht nur Ihren Körper kräftigen und stärken, sondern Ihre Gefühle, Stimmungen und Gedanken beeinflussen. Sicherlich haben Sie schon beobachtet, daß Menschen, die ständig Gifte in Form von Alkohol, Nikotin, Süßigkeiten, Junkfood oder Tabletten zu sich nehmen, nicht besonders glücklich sind. Warum das so ist, läßt sich leicht erklären. Wer über längere Zeit diese Gifte zu sich nimmt, wird zur lebenden Mülldeponie, der Körper verschlackt und wird übersäuert, und das Ergebnis ist nicht nur Krankheit, sondern auch Niedergeschlagenheit, Antriebsarmut, Lustlosigkeit, Pessimismus und Depression.

Eine ausgewogene, naturbelassene Ernährung kräftigt den Körper und beeinflußt Gefühle, Stimmungen und Gedanken positiv.

Je kränker ein Mensch ist, desto strenger sollte er auf seine Eß- und Lebensgewohnheiten achten, denn ein kranker Stoffwechsel darf nicht noch zusätzlich durch Stoffwechselschlacken üppiger Nahrung belastet werden. Eine wichtige Aufgabe bei einer Krebserkrankung besteht darin, den Stoffwechsel des Körpers zu normalisieren, denn dann funktioniert auch die körpereigene Abwehr wieder.

Hilfe durch lebendige Nahrungsmittel

Sicher fragen Sie sich jetzt, was lebendige Nahrungsmittel sind. Darunter verstehe ich alle natürlichen Nahrungsmittel, die nicht gekocht, bestrahlt, gespritzt oder pasteurisiert wurden. Alle Lebensmittel, die industriell hergestellt wurden, gehören nicht zu den lebendigen Nahrungsmitteln. Dazu gehören auch die Obstsäfte, die kondensiert, pasteurisiert und tiefgefroren und uns dann als frische Säfte verkauft werden.

Alle Lebensmittel, die industriell hergestellt wurden und gekocht, bestrahlt, gespritzt oder pasteurisiert wurden, gehören nicht zu den lebendigen Nahrungsmitteln.

Achten Sie also darauf, daß Sie möglichst viel lebendige Nahrungsmittel zu sich nehmen. Vor allem aber sollten Sie Lebensmittel essen, die Ihnen auch schmecken, denn Sie sollen sich bei der Art Ihrer Ernährung auch wohl fühlen.

Frisches Gemüse, Obst, Sprossen und Keime sind Nahrungsmittel, die die Abwehrkräfte des Körpers auf natürlichem Weg stabilisieren.

Durch eine langfristige Schädigung des Stoffwechsels leiden viele Krebspatienten unter einem Kaliummangel, deshalb sind Früchte und Gemüse, möglichst aus biologischem Anbau, so wichtig, weil sie reichliche Kaliumspender sind.

Gesund ist, was naturbelassen ist!

Im Grunde dürfen Sie alles essen, was Ihnen schmeckt, wenn es nicht künstlich verändert wurde. Meiden Sie nach Möglichkeit Tiefkühlkost und Mikrowellennahrung oder sogar die Kombination von beidem, denn damit füttern Sie den Krebs.

Auf Schweine-, Rind- und Lammfleisch sollten Sie möglichst ganz verzichten. Geflügel hingegen ist erlaubt, weil es einen höheren Anteil an ungesättigten Fettsäuren besitzt. Vermeiden Sie den Verzehr von gebratenem oder fritiertem Fleisch, denn erhitzte Aminosäuren verlieren schnell ihre Wirkung. Leicht verwertbares Eiweiß ist enthalten in Geflügel, Vollkornweizen, Mais, Sojaprodukten, Tofu, Eiern, Hülsenfrüchten und Gemüse. Ein Salat aus Mais und schwarzen Bohnen enthält alle 8 essentiellen Aminosäuren. Rohkost enthält mehr Eiweiß als gekochtes Gemüse. Wenn Sie ganz auf Fleisch verzichten wollen, reichern Sie Ihren Speiseplan mit Tofu, Magerkäse, Nüssen oder Spirulina an, denn auf Proteine dürfen Sie nicht verzichten.

Es gibt auch fertige Eiweißpräparate, die aus Sojabohnen hergestellt werden und die alle essentiellen Aminosäuren enthalten. Sie können als Flüssigkeit oder Pulver in ein Getränk gerührt werden. Zwei Eßlöffel liefern die gleiche Menge Proteine wie ein 100-Gramm-Steak.

In den Industrieländern gibt es ein Überangebot an Lebensmitteln und eine Überschußproduktion, aber einen Mangel an Nahrungsqualität.

Die Ernährungssituation in den Industrieländern ist recht traurig. Bei einem übermäßigen Angebot an Lebensmitteln und bei einer Überschußproduktion gibt es auf der anderen Seite einen großen Mangel an Nahrungsqualität. Wer sichergehen möchte, daß er auch alle wichtigen Nährstoffe erhält, sollte zu chlorophyllhaltigen Nahrungsergänzungsmitteln greifen, die heute in bestimmten Kreisen schon den Namen »Überlebensnahrung« tragen.

Die Überlebensnahrung

Viele Menschen leiden an Krankheiten, weil ihnen spezielle und lebensnotwendige Pflanzenstoffe fehlen, die als Katalysatoren in den Zellen wirken und reinigende, entgiftende und wiederaufbauende chemische Reaktionen auslösen und auf diese Weise das Immunsystem stärken.

Ergänzend zu Ihrer täglichen Nahrung kann ich Ihnen ganz besonders die grün pigmentierten Nahrungsmittel empfehlen, die reich an Chlorophyll und anderen wichtigen Nährstoffen sind. Besonders wertvoll sind die Pflanzen Alfalfa, Kamut und die Mikroalge Spirulina, weil sie besonders reich an Chlorophyll und wichtigen Nährstoffen sind. Damit Sie sich nicht täglich auf die Suche nach frischem grünen Gemüse oder Pflanzen machen müssen, die oftmals nicht besonders frisch sind und beim Transport schon viele Nährstoffe verloren haben, gibt es die grünen Nahrungsmittel in Pulver- oder in Tablettenform.

Chlorophyll – der Blutbildner

Der geringe Anteil an grünen Pflanzen in der heutigen Ernährung ist mitverantwortlich für viele Zivilisationserkrankungen.
Je geringer die Aufnahme grüner Substanzen (Chlorophyll) in unserer Nahrung ist, desto geringer ist die optimale enzymatische Bindung des Sauerstoffs. Nahrung, die im Sonnenlicht gedeiht, die Sonnenenergie speichert, ihre Nährstoffe durch Photosynthese bildet und reichlich Chlorophyll enthält, ist jeder anderen Nahrung vorzuziehen, weil diese grüne Nahrung Schutzstoffe enthält, die gegen pathogene Bakterien wirksam sind. Chlorophyll reinigt nicht nur das Blut, es besitzt außerdem die Fähigkeit, die Bildung roter Blutkörperchen anzuregen und unterstützt den Organismus in der Abwehr eindringender Krankheitserreger.

Chlorophyll reinigt das Blut, regt die Bildung roter Blutkörperchen an und unterstützt den Organismus in der Abwehr von Krankheitserregern.

Spirulina

Die wertvollen Eigenschaften von Spirulina habe ich bereits genau beschrieben. Einer der wichtigsten Inhaltsstoffe dieser Mikroalge ist das Chlorophyll. Spirulina enthält pro Kilo bis zu 7600 Milligramm Chlorophyll.

Alfalfa - Luzerne

Der Name Alfalfa bedeutet bei den Arabern »Vater aller Lebensmittel«. Alfalfa gehört zu den mineralreichsten und nahrhaftesten Pflanzen der Welt und besitzt Eigenschaften, die andere Nahrungsmittel kaum erreichen können. Studien an japanischen Universitäten und Krankenhäusern haben gezeigt, daß Alfalfa in Verbindung mit Kamut eines der therapeutisch wirksamsten Nahrungsergänzungsmittel ist. Alfalfa enthält viel Chlorophyll sowie die Vitamine A, K, B6, E und D und 8 wichtige Enzyme sowie viele andere wertvolle Nährstoffe. Alfalfa entgiftet den Körper (besonders die Leber), gleicht den Säure-Basen-Haushalt aus, hilft bei Magen- und Darmverstimmungen und hat entzündungshemmende Eigenschaften.

Kamut

Kamut ist eine ägyptische Pflanze, die als älteste und reinste Getreidesorte gilt.

Kamut ist eine alte ägyptische Pflanze, die als älteste und reinste aller Getreidesorten gilt, weil sie niemals mit anderen Getreidearten gekreuzt wurde. Sie enthält viele Enzyme, pflanzliches Protein, wichtige Mineralstoffe, Vitamine und Phytoschutzstoffe. Kamut ist auch verträglich für Personen, die an einer Weizenallergie leiden.

Entlasten Sie sich!

Viele Krebspatienten leiden unter einem Pilzbefall des Darms oder zumindest unter erheblichen Störungen der Darmflora, darum ist eigentlich für jeden Krebspatienten eine Verbesserung des Darmmilieus dringend erforderlich.
Für die meisten Menschen ist es selbstverständlich, daß wenigstens einmal im Jahr das Haus von oben bis unten gründlich geputzt und gereinigt wird. Wer so etwas lange Zeit versäumt, muß damit rechnen, daß sich Ungeziefer in seinem Haus einnistet. Ganz ähnlich verhält es sich bei unserem Körper und vor allem bei unserem Verdauungssystem.

Unser Darm ist überfordert

Die Reinigungsmechanismen in unserem Körper arbeiten nicht mehr auf natürliche Weise. Unser Verdauungstrakt ist überlastet und durch krankmachende Schlacken verunreinigt. Durch falsche Ernährung und durch häufige Antibiotikagaben wird die natürliche Darmflora verändert. Wenn die Darmflora geschädigt ist, werden Krankheitskeime und schädliche Schmarotzer nicht ausreichend vernichtet und der Darm wird regelrecht zu einer Jauchegrube, die gefüllt ist mit Bakterien, Schlacken und Giften. Der Darminhalt beginnt zu gären, und die daraus entstehenden Gifte gelangen ins Blut. Sicher wird Ihnen jetzt klar, daß die Menschen, die eine solche Jauchegrube mit sich herumtragen, unangenehme Hautausdünstungen haben müssen sowie einen schlechten Atem. Gestank bedeutet stets Krankheit. Natürlich versuchen die anderen Organe möglichst lange, dem Körper zu helfen, indem sie die Gifte auf

Falsche Ernährung und häufige Antibiotikagaben schädigen die Darmflora, so daß Krankheitskeime nicht ausreichend vernichtet werden können.

andere Weise aus dem Körper leiten. Hauterkrankungen, Ausschläge, häufiger Harndrang sowie verkrustete und verklebte Augenlider weisen darauf hin, daß der Körper mit Giftstoffen überladen ist. Wenn über längere Zeit vom Darm aus eine solche Selbstvergiftung ausgeht, sind Depressionen, Leistungsschwäche, Konzentrationsschwierigkeiten, Lebensunlust sowie häufige Müdigkeit und Erschöpfung keine Seltenheit. Das Leben macht keinen Spaß mehr, und viele Menschen, die mißmutig und lebensmüde sind, leiden an einer solchen schleichenden Selbstvergiftung über den Darm.

Ein gesunder Darm hebt auch die Stimmung

Wenn Sie Ihren Darm gründlich reinigen und Ihren Körper entgiften, dann kommen auch der Lebensmut und der Elan wieder zurück, und Sie finden die Kraft, die Sie jetzt dringend benötigen.
Nicht nur die Ernährung ist für die Zellen wichtig, sondern auch die richtige Entgiftung der Zellen. Ist eine ausreichende Entgiftung nicht gewährleistet, erstickt die Zelle an ihrem eigenen »Abwasser«. Sind wichtige Entgiftungsorgane, wie zum Beispiel der Darm, geschädigt, führt das zu diversen gesundheitlichen Störungen.
Solange die Darmwände noch mit verhärtetem Schleim und alten Kotresten verkleistert sind, kann der Körper kaum Giftstoffe über den Darm ausscheiden. Auch Nährstoffe werden in ungenügender Weise aufgenommen, denn nur ein gesunder Darm ist zu einer wirklich effektiven Nahrungsaufnahme fähig. Ein geschädigter Darm kann seine Funktion als Abwehrsystem nicht richtig erfüllen. Eine Darmreinigung ist deshalb auch immer mit einer Stärkung des Immunsystems verbunden und deshalb für den Krebskranken besonders wichtig.

Eine Darmreinigung ist immer mit einer Stärkung des Immunsystems verbunden und deshalb für den Krebskranken besonders wichtig.

Mit der Reinigung und Heilung des Darmtraktes bilden sich gleichzeitig auch eine ganze Reihe anderer Beschwerden zurück.
Nun möchte ich Ihnen die wichtigsten Entgiftungs- und Reinigungsverfahren für den Darm vorstellen.

Therapievorschläge zur Darmreinigung

Die Darmreinigung mit Papaya-Konzentrat

Wenn Sie Papaya-Konzentrat hochdosiert einnehmen (circa 8-9 Teelöffel täglich), führt das bei den meisten Menschen zu einer natürlichen und unschädlichen Darmreinigung, denn der auftretende Durchfall bewirkt eine Reinigung des Verdauungstraktes.

Die hochdosierte Einnahme von Papaya-Konzentrat führt bei den meisten Menschen zu einer natürlichen und unschädlichen Darmreinigung.

In einigen Fällen stellt sich der gewünschte Durchfall nicht ein, vor allem bei Personen, die unter Darmverstopfung leiden und jahrelang Abführmittel verwendet haben. In diesem Fall können Sie sich für eine andere Methode der Darmreinigung entscheiden.

Die Mayr-Diät

Diese Kur wirkt sich positiv auf den ganzen Organismus aus. Gerade wegen ihrer Einfachheit ist sie in der Lage, den Organismus zu reinigen, zu regenerieren und seine Funktionen zu verbessern. Bei der Mayr-Diät wird der Darm täglich mit einer Bittersalzlösung, die man morgens trinkt, gereinigt. Diese Bittersalzlösung durchrieselt das gesamte Verdauungssystem und löst dabei auf schonende Weise alte, verkrustete und zäh-klebrige Kotreste ab. Die Diät besteht aus Milch und alten Semmeln sowie Kräutertee. Bei Milchallergie oder Milchunverträglichkeit kann man statt dessen auch Sojamilch oder den Sud von gekochten Haferflocken oder anderem Getreide verwenden.

Für stark geschwächte Patienten gibt es die milde Ableitungsdiät.

In der Regel dauert die Kur 3 Wochen und wird in vielen Kurkliniken angeboten. Wenn diese Kur nicht von Ihrer Krankenkasse übernommen wird und Sie auch selbst nicht in der Lage sind, die Kosten zu tragen, haben Sie die Möglichkeit, diese Kur in leicht abgewandelter Form zu Hause allein durchzuführen. Eine genaue Anleitung finden Sie im Buch von Dr. Renate Collier: »Wie neugeboren durch Darmreinigung«.

Diese Kur kann auch von älteren Menschen problemlos durchgeführt werden. Sie ist ganz besonders zu empfehlen, bei Karzinomen des Verdauungsapparates.

Die ayurvedische Darmreinigung

Der Vollständigkeit halber möchte ich an dieser Stelle auch das ayurvedische Colon-Cleaning erwähnen, damit Sie wissen, was Sie erwartet, wenn Sie sich für dieses Verfahren entscheiden. Einige meiner Patienten, die sehr begeistert von der ayurvedischen Medizin sind, haben sich übereilt und voller Begeisterung das Reinigungspulver bestellt und mußten dann feststellen, daß diese Form der Darmreinigung für sie nicht anwendbar war.

Bei dieser Darmreinigung wird ein Spezialpulver aus natürlichen Substanzen in heißem Wasser aufgelöst und portionsweise getrunken. Diese Flüssigkeit (kein Abführmittel!) durchspült das gesamte Verdauungssystem. Auf diese Weise wird der Darm gründlich gereinigt. Nach jedem Glas werden vier einfache Yogaübungen durchgeführt, die diese Darmreinigung unterstützen.

Ein Nachteil der ayurvedischen Darmreinigung ist, daß man mehrere Liter Flüssigkeit in kurzer Zeit trinken muß.

Leider hat dieses Verfahren auch seine Nachteile. Man muß nämlich Unmengen Flüssigkeit trinken (mehrere Liter in kurzer Zeit). Wegen seines Meersalzanteils darf das Pulver nicht bei Magengeschwüren, Darmkrebs, Bluthochdruck, Nierenleiden und Zwerchfelldurchbruch angewandt werden. älteren oder geschwächten Personen würde ich diese Kur auf keinen Fall empfehlen, weil sie sehr anstrengend ist. Auch für Personen, die nicht viel Flüssigkeit in kurzer Zeit zu sich nehmen können, ist diese Kur nicht geeignet.

Fasten

Der Körper sammelt im Laufe der Jahre Schlacken in flüssigen und festen Bestandteilen an, die nach und nach das Kapillarsystem und später auch Organe und größere Gewebeteile anfüllen und in ihrer Funktion behindern. Wer gesund werden möchte, muß diese krankmachenden Substanzen aus seinem Körper lösen. Heilfasten ist eine wunderbare Möglichkeit, seinen ganzen Körper gründlich zu reinigen und natürlich auch den Darm.

Nicht jeder sollte fasten

Diese Methode darf jedoch nicht bedenkenlos bei allen Krebsarten angewandt werden. Fragen Sie bitte vorher unbedingt einen erfahrenen Therapeuten. Nur wer sich wirklich stabil und kräftig fühlt, sollte fasten. Alle Patienten, die unter einem starken Gewichtsverlust leiden, sollten sich für ein anderes Verfahren entscheiden. Um die Stoffwechselfunktion in den Zellen während des Fastens aufrechtzuerhalten, muß der Körper mit genügend Vitaminen und Spurenelementen versorgt werden, vor allem mit den wichtigsten Antioxidantien. Es ist zu empfehlen, während des Fastens die Mikroalgen Spirulina oder Chlorella einzunehmen, weil der Körper dadurch nicht nur mit wichtigen Antioxidantien versorgt wird, sondern zusätzlich viele wertvolle Nährstoffe erhält. Mehrmals täglich können Sie 1 Teelöffel Algenpulver in Obst- oder Gemüsesaft einrühren. Amerikanischen Studien zufolge unterstützt die Alge Chlorella die Entgiftung des Körpers, indem sie die Schwermetallausleitung fördert und sich günstig auf Leberfunktion und Darmtätigkeit auswirkt.

Während des Fastens sollte man die Mikroalgen Spirulina oder Chlorella einnehmen, um den Körper mit Antioxidantien und Nährstoffen zu versorgen.

Eine genaue Anleitung zum Heilfasten finden Sie in meinen Büchern »Fühl Dich wohl« (speziell für Frauen) oder »Was Frauen an Männern mögen« (speziell für den Mann). Alternativ zum Fasten beschreibe ich in diesen Büchern auch eine spezielle Reinigungsdiät.

Die Darmsanierung

Wenn Sie eine dieser Darmreinigungen durchgeführt haben, ist es wichtig, den Darm zu sanieren. Wenn Ihre Darmflora nicht allzusehr geschädigt ist, können Sie durch das regelmäßige Trinken von Kombucha wieder eine gesunde und stabile Darmflora erhalten, denn die in Kombucha enthaltenen Wirkstoffe fördern eine gesunde Darmflora, weil sie Krankheitserregern, Fäulnisprozessen und Pilzen im Darm entgegenwirken. Zusätzlich können Sie Milchsäure in Form von Joghurt mit Acidophilus-Bakterien, Bioghurt, Sanoghurt, Molke oder Acidophilus-Kapseln zu sich nehmen. Die nützlichen Bakterien im Darm benötigen unbedingt Milchsäure und Milchzucker. Bestimmte Heilpflanzen wie Knoblauch, Kresse, Senf, Zwiebeln und Meerrettich haben eine antibiotische Wirkung und hemmen die schädlichen Keime im Darm.

Die mikrobiologische Therapie

Durch die mikrobiologische Therapie werden neue, nützliche Bakterien im Darm angesiedelt.

Wurde Ihr Darm jahrelang mit Antibiotika oder schadstoffreicher Ernährung belastet, können Sie durch eine mikrobiologische Therapie wieder neue, nützliche Bakterien im Darm ansiedeln. Jeder Heilpraktiker oder Naturarzt kann Ihnen die entsprechenden Medikamente verordnen. Lassen Sie sich nicht mit einer einmaligen Gabe eines Medikamentes abspeisen. Die mikrobiologische Therapie ist eine Langzeittherapie, die je nach Schwere der Erkrankung meist Monate dauert.

Die meisten Heilpraktiker halten sehr viel von dieser Therapie. Ich persönlich habe jedoch häufig die Erfahrung gemacht, daß 1 Becher Joghurt täglich in Verbindung mit Milchzucker (wenigstens 4-5 Teelöffel) in vielen Fällen eine genauso gute und manchmal sogar bessere Wirkung erzielt. Natürlich müssen Sie Joghurt und Milchzucker über einen längeren Zeitraum einnehmen.

Grüne Papaya oder Papaya-Tabletten – eine Wohltat für den Verdauungstrakt

In Verbindung mit Milchzucker und Acidophilus-Tabletten hilft die grüne Papaya oder die Papaya-Tablette, eine gesunde Darmflora wiederherzustellen. Schon im Magen sorgt das Enzym Papain für eine bessere Proteinspaltung; das ist sehr wichtig, denn verschiedene Erkrankungen werden durch falsche Proteinspaltungen hervorgerufen. Durch Papain werden überflüssiger Schleim und tote Gewebezellen im Darm schneller abgebaut, und der pH-Wert des Verdauungstraktes wird normalisiert.

Acidophilus-Pulver oder -Tabletten

Acidophilus hält die Darmflora sauber, hilft bei Verstopfung, übelriechenden Blähungen und Mundgeruch. Nach der Einnahme eines Antibiotikums ist die Einnahme von Acidophilus unbedingt erforderlich. Acidophilus-Kulturen sind in Joghurt enthalten (muß auf dem Etikett angegeben sein), sie sind aber auch in Tabletten- oder Pulverform in Apotheken erhältlich. Wichtig ist, daß Sie gleichzeitig Milchzucker zu sich nehmen, er dient als Nahrung für nützliche Darmbakterien und wirkt der Entstehung von Darmgiften entgegen. Dreimal täglich 2-5 Acidophilus-Tabletten (Imbak-Tabletten der Fa. Mucos).

Acidophilus-Kulturen sind in Joghurt enthalten, aber auch in Tabletten- oder Pulverform erhältlich.

Apfelpektin

Apfelpektin ist ein Ballaststoff, der zugleich Schwermetalle entgiftet und eine erhöhte Cholesterinaufnahme verhindert. Apfelpektin ist als Pulver gemischt mit Kleie in Reformhäusern erhältlich. Sie können jedoch auch einen Apfel aus biologischem Anbau mit Schale und Kerngehäuse auf einer Reibe zerkleinern und über den Tag verteilt essen. Wenn der Apel braun wird, bildet sich besonders viel Pektin. Weil Pektin Giftstoffe aus der Darmflora aufsaugt, ist es ein wichtiges Mittel zur Gesunderhaltung der Darmflora.

Entsäuern Sie Ihren Körper

Krankheiten sind oft nur Notventile, weil der Abtransport von Stoffwechselschlacken und Säuren nicht mehr richtig funktioniert. Eine chronische Übersäuerung äußert sich durch Schlafstörungen, Kopfschmerzen, kalte Hände und Füße, Wetterfühligkeit, Verstopfung, Oberbauchbeschwerden oder durch rheumatische Beschwerden. Übersäuerung ist die Ursache vieler chronischer Erkrankungen. Besonders Krebspatienten leiden sehr häufig an einer Gewebeübersäuerung.

Messen Sie Ihren pH-Wert!

Der pH-Wert drückt das Säure-Basen-Verhältnis in unserem Körper aus.

Das Säure-Basen-Verhältnis drückt sich in unserem Körper in dem sogenannten pH-Wert aus. Dieser Meßwert wird im Blut und in anderen Körperflüssigkeiten, vor allem auch im Urin, zur Diagnose und Kontrolle des Gesundheitszustandes ermittelt. Das Blut versucht, seinen pH-Wert möglichst auf 7,32 zu halten. Wird das Blut zu sauer, versucht es, die notwendigen Basen in Form von Calciumphosphat aus Knochen, Bandscheiben und Gefäßwänden herauszuholen, um eine Übersäuerung zu verhindern; deshalb sind die pH-Messungen des Urins auch wesentlich aufschlußreicher als die Säure-Basen-Messungen des Blutes. Der pH-Wert des Urins verhält sich anlog zum Gewebe-pH-Wert. Damit können Sie sehr leicht die genaue Gewebesituation in Ihrem Körper feststellen.

Der Speichel im Mund sollte ebenfalls basisch sein. Wenn der Mund übersäuert ist, entstehen Löcher in den Zähnen, Plaque und Parodontose. Es ist zu empfehlen, den pH-Wert des Urins zweimal täglich zu messen. Morgens sollte er sauer sein und bei etwa 5 bis 5,5, abends zwischen 6 und 7 liegen. (Es gibt spezielle Teststreifen, mit denen Sie den pH-Wert des Urins genau überprüfen können.)

Hat der pH-Wert des Urins bei normaler Kost morgens einen Wert von 7,0 oder höher, zeigt dieser Befund in erster Linie eine starke

Blockade des Grundregulationssystems an. Das bedeutet, die interzellulären Abbauprodukte können nicht mehr richtig abfließen, und dadurch stagniert der Stoffwechsel. Es liegt nicht, wie häufig angenommen, eine starke Alkalizität im Stoffwechsel vor, sondern eine übermäßige Übersäuerung, die durch eine Blockade des Grundregulationssystems aufgespeichert wird und den Stoffwechsel zunehmend belastet.

Durch die künstliche Substitution von Säurekost verschiebt sich der pH-Wert des Urins wieder in den normalen Bereich. Leider ist dies nur eine äußerliche Täuschung und keine wirkliche Heilung. Mit bestimmten homöopathischen Komplexmitteln kann dieses Problem gelöst werden, indem man eine ganzheitliche Zellstoffwechselregeneration herbeiführt. Dies kann jedoch nur von einem erfahrenen Arzt oder Heilpraktiker nach gründlicher Anamnese erfolgen.

Eine Übersäuerung des Körpers kann durch einseitige Ernährung entstehen

Damit sich das Blut nicht die Basen aus den im Körper vorhandenen Mineraldepots holen muß, ist es wichtig, reichlich basische Nahrung zu sich zu nehmen.

In einem sauren Milieu können sich bestimmte Mikroorganismen besonders intensiv entwickeln. Je saurer das Körpermilieu ist, desto schlechter funktioniert die Blutzirkulation. Das bedeutet, die Zellen werden nicht mehr ausreichend mit Sauerstoff und Nährstoffen versorgt, und auch der lebensnotwendige Abtransport der Abbauprodukte des Zellstoffwechsels wird behindert. In diesem Zustand säuern die Zellen vor sich hin, und es entstehen ernsthafte Erkrankungen, weil in zunehmendem Maße die Zellatmung erlöscht. Diese Gewebeübersäuerung kann den ganzen Körper betreffen oder nur örtlich begrenzt sein.

Je saurer das Körpermilieu ist, desto schlechter kann das Blut zirkulieren, so daß die Zellen nicht ausreichend mit Sauerstoff und Nährstoffen versorgt werden.

Teststreifen zur pH-Wert-Kontrolle des Urins erhalten Sie in Apotheken oder über den Versand.

Tips zur Vermeidung einer Gewebeübersäuerung

Essen Sie möglichst naturbelassene und vitalstoffreiche Vollwertkost mit vielen basenfördernden Früchten und Gemüse. Zu den basischen Lebensmitteln gehören: fast alle Gemüsesorten, fast alles Obst, Kräuter und Kräutertee, Honig, Pilze, Oliven, Melasse, Trockenobst und Kokosnüsse.

Trinken Sie keine Getränke mit Kohlensäure oder Zucker und nur wenig Kaffee, denn auch Kaffee säuert sehr stark. Zu den Nahrungsmitteln, die stark säuern, gehören vor allem Fleisch und Fleischprodukte, Fisch, Eier, Käse, Brot, Kuchen, Süßigkeiten, Milchprodukte, Spargel, Reis und Getreide.

Durch den übermäßigen Verzehr von tierischem Eiweiß werden schädliche Mikroorganismen im Körper geradezu gemästet.

Essen Sie tierisches Eiweiß nicht in großen Mengen. Forschungen haben belegt, daß durch den übermäßigen Verzehr die im Körper befindlichen schädlichen Mikroorganismen gemästet werden. Außerdem entstehen an den Wänden der feinen Haargefäße Eiweißablagerungen, die die Mikrozirkulation behindern.

Basisch wirkende Präparate

Das Mineralpulver Basica enthält 20 Mineralstoffe und viele wichtige Spurenelemente. Es entsäuert und entschlackt den Körper und sorgt für ein natürliches Säure-Basen-Gleichgewicht. Die Mineralstoffe und Spurenelemente in Basica sind auf Milchzucker aufgebracht. Milchzucker regt die Darmtätigkeit an und verbessert auf diese Weise die Verdaulichkeit der Nahrung. Basica ist in Reformhäusern erhältlich.

Trinken Sie morgens und abends einen Gemüse- oder Obstsaft mit Frischpflanzensäften gemischt. Gemüsesaft kann mit Brennessel-, Artischocken-, Birken- oder anderen Pflanzensäften kombiniert werden. Im Reformhaus finden Sie ein reichhaltiges Angebot an verschiedenen Frischpflanzensäften.

Green Kamut

Green Kamut ist ein hervorragendes Mittel, um den Körper zu entsäuern. Es hilft auch bei Magenübersäuerung. Schon nach 4-7 Tagen ist eine Besserung zu verzeichnen. Green Kamut sowie auch andere grün pigmentierte Nahrungsmittel, die ausreichend Chlorophyll, Enzyme und Spurenelemente enthalten, besitzen die Fähigkeit, den pH-Wert des Körpers auszugleichen.
Verschiedene Naturprodukt-Versandfirmen bieten Präparate an, die Kräuter sowie alkalische Mineralstoffe enthalten und die das Säure-Basen-Gleichgewicht des Körpers normalisieren.

Natronbäder entsäuern den Körper

Nehmen Sie 1-2 Beutel zu 50 Gramm Natron auf ein Vollbad. Zwei bis dreimal in der Woche können Sie in nicht zu heißem Wasser maximal 15 Minuten baden. Nach dem Baden lassen Sie das Natronwasser auf Ihrer Haut trocknen. Natronbäder helfen auch bei juckender Haut.

Schützen Sie sich vor Strahlen!

Das Thema Erdstrahlen wird leider immer noch von vielen Menschen belächelt, aber es ist auch schwer zu glauben, daß Dinge, die man nicht sehen oder fühlen kann, einen Einfluß auf uns ausüben sollen. Amerikanische Studien ergaben, daß Bewohner, deren Häuser unter Stromleitungen stehen, ein erhöhtes Risiko tragen, an Leukämie zu erkranken. Auf Autobahnen gibt es die sogenannten Todesstrecken, die sich dadurch erklären lassen, daß starke Erdstrahlen die Reaktionsfähigkeit der Autofahrer für kurze Zeit herabsetzen. Es gibt auch die sogenannten Krebshäuser, in denen fast alle Menschen, die dort leben, von dieser Krankheit befallen werden.

Besonders strahlenbelastete Orte können zu schweren Erkrankungen führen.

Menschen mit chronischen Erkrankungen oder Stoffwechselstörungen sind sehr empfänglich für gefährliche Strahlen.

Wenn sich Ihr Schlafplatz an einem Ort befindet, unter dem sich zwei Wasseradern unterirdisch kreuzen, kann das zu gravierenden Gesundheitsstörungen führen. Ein gesunder Organismus kann längere Zeit schädliche Erdstrahlen abwehren, während Menschen mit chronischen Erkrankungen oder mit Stoffwechselstörungen sehr empfänglich für die gefährlichen Strahlen sind. Eine ständig auf den Körper einwirkende Erdstrahlung sowie radioaktiv geladene Strahlungen von Wasseradern können Krebs erzeugen. Am gefährlichsten wirken sich diese Strahlungen am Schlafplatz aus, da der Körper im Ruhezustand am anfälligsten für die Fremdenergie ist.
Wenn Therapien und Medikamente überhaupt nicht anschlagen und keine Besserung bringen, dann sollten Sie Ihren Schlafplatz von einem guten Radiästheten untersuchen lassen, denn eine Behandlung kann nicht anschlagen, wenn Sie ständig krankmachenden Erdstrahlen ausgesetzt sind.

Erste Hilfe bei Erdstrahlen

Eine erste Hilfe besteht darin, Metallroste und Federkernmatratzen gegen Holzroste und metallfreie Matratzen auszutauschen. Dadurch vermindert sich die Aufladung mit Fremdenergie. Ganz ist das Problem damit jedoch nicht aus der Welt geschafft. Wenn sich unter Ihrem Haus radioaktiv geladene Wasseradern befinden, kann das nur ein Fachmann feststellen.
Halten Sie während des Schlafes genügend Abstand zu Radioweckern und anderen elektrischen Geräten. Fernseher, CD-Spieler sollten nicht ständig auf Bereitschaft (Standby-Betrieb) stehen.
Sehen Sie sich in Ihrem Garten um. Haben die Bäume oder Sträucher, die in der Nähe Ihres Hauses wachsen, krebsartige Geschwüre, zeigen die Blätter korkenzieherartiges Wachstum, oder ist das Wachstum der Bäume und Pflanzen stark verzögert? Auch Kachelöfen, die nicht richtig brennen, Schornsteine, die nicht richtig ziehen, sowie feuchte oder nasse Hausmauern, bei denen die

Nässe langsam hochkriecht, können auf Erdstrahlen hinweisen.
Es gibt viele verschiedene Entstörungsmethoden, die oft recht kostspielig sind und häufig gar nicht helfen. Manche Entstörungsmittel sind sogar ausgesprochen schädlich. Die wirksamste und sicherste Methode besteht immer noch darin, das Bett an einem anderen Platz aufzustellen, der nicht strahlengestört ist.

Mikrowellenherde

Die Gegner der Mikrowellenherde behaupten, daß die lebensfeindlichen Strahlen, die von diesen Geräten ausgehen, das Risiko, an Krebs zu erkranken, ganz drastisch erhöhen. Besonders gefährlich sind ältere Modelle, deren Türen nicht mehr hundertprozentig schließen.
Bei Mikrowellenkost werden die Moleküle der Nahrung gezwungen, auf widernatürliche Weise die harten technischen und unnatürlichen Schwingungen der Mikrowelle zu übernehmen. Wenn man häufig mikrowellenerhitztes Essen zu sich nimmt, wird mit der Zeit der gesamte Stoffwechsel gestört. Ich persönlich habe immer wieder festgestellt, daß Patienten, die täglich Mikrowellenkost zu sich nahmen, trotz sorgfältiger Therapie nicht richtig gesund wurden.

Im Mikrowellengerät übernehmen die Moleküle der Nahrung die harten und unnatürlichen Schwingungen der Mikrowelle.

Die Beseitigung gefährlicher Herde und Störfelder im Körper

Die natürliche Regulationsfähigkeit des Körpers kann durch bestimmte Herde oder Störfelder blockiert werden. Zu diesen Störfeldern zählen zum Beispiel:
Amalgamfüllungen mit ihren geringen, aber ständigen Quecksilberabgaben, mit Bakterien gefüllte Eiterherde an Zahnwurzeln, Herde an Mandeln, Ohren, in den Nasennebenhöhlen oder im Darm.
Bei Krebskranken sollten besonders die Zahn- und Mandelherde überprüft werden. Wenn der Körper sich ständig gegen diese Herde wehren muß, wird dadurch die Abwehrkraft des Körpers geschwächt, und es kann auch ein Mineralstoffverlust entstehen.

Bestimmte Herde sind in der Lage, innere Erkrankungen auszulösen oder mit zu verursachen. Sie können die Ausheilung einer Erkrankung verhindern oder verlangsamen. Herde und Störfelder können heute mit Meßmethoden erfaßt werden. Viele Heilpraktiker oder Naturärzte bieten diese Methoden an.

Kümmern Sie sich um Ihre Gesundheit und nicht um Ihre Krankheit

Schlimmer als Krebs ist die Angst vor Krebs und die ständigen Sorgen und Zweifel, die einen innerlich verzehren können. Jetzt ist die Zeit für Sie gekommen, Ihr Leben in eine neue Richtung zu lenken. Neue Gedanken bringen neue Möglichkeiten, leiten eine Wandlung ein, im Inneren wie im Äußeren. Sie kennen doch auch das Sprichwort: »Es muß erst schlimm werden, bevor es gut werden kann.« Schlimm war es schon, also vertrauen Sie jetzt darauf, daß es gut wird. Werden Sie aktiv und aktivieren Sie Ihren Kampfgeist.

Wenn Sie jedoch ängstlich und passiv von einer Nachsorgeuntersuchung zur nächsten leben, wird das kaum Ihren Heilungsprozeß beschleunigen. Gehen Sie zu Ärzten und Heilpraktikern, bei denen Sie sich wirklich gut aufgehoben fühlen und die Ihre Therapievorschläge ernst nehmen.

Beschäftigen Sie sich mit Ihrer Gesundheit, überprüfen Sie ehrlich Ihre Lebenssituation und nehmen Sie die notwendigen änderungen vor. Ihre eigenen Bedürfnisse und Wünsche sind jetzt besonders wichtig. Freude und Glück erweitern das Zellularsystem und wirken sich positiv auf den gesamten Organismus aus, deshalb erfüllen Sie sich jetzt Ihre Wünsche. Alle Ideen, Bedürfnisse und Interessen, die Sie bis jetzt aus irgendwelchen Gründen zurückgestellt haben, sollten Sie sich jetzt mit Freude und ohne schlechtes Gewissen erfüllen. Machen Sie endlich das, was Sie immer schon wollten. Verwöhnen

Freude und Glück wirken sich positiv auf den gesamten Organismus aus, darum erfüllen Sie sich jetzt Ihre Wünsche.

Sie sich, lernen Sie sich selbst schätzen, überlegen Sie, in welchem Lebensbereich Sie bisher immer zu kurz gekommen sind und welche Auswirkungen das für Sie hatte. Suchen Sie Kontakt zu anderen Menschen, suchen Sie neue Freunde und lehnen Sie Hilfe nicht ab. öffnen Sie Ihre Seele und Ihr Herz. Reden Sie endlich über die Dinge, die Sie immer wieder in sich hineingefressen haben. Umgeben Sie sich mit schönen Farben, mit Blumen und schöner Musik, oder fangen Sie ein interessantes Hobby an. Es ist sehr wichtig, daß Sie Ihr Leben positiv und schön gestalten, denn Freude, Glück, Anerkennung und Erfolg sind Dinge, die das Zellularsystem erweitern, dadurch entsteht eine vermehrte Durchblutung und Entgiftung. Kummer, Sorgen, Ängste, unglückliche Lebensumstände und Mißerfolg ziehen das Zellularsystem zusammen, blockieren die Durchblutung und verschlimmern auf diese Weise jeden Krankheitszustand.

Versuchen Sie, die verlorene Harmonie wiederherzustellen

Bei einer Krebserkrankung verlassen die Zellen ihre natürliche Ordnung. Krebszellen sind gekennzeichnet durch chaotische und rücksichtslose Zellteilung.

Bei einer Krebserkrankung verlassen die Zellen die natürliche Ordnung, Ihre Aufgabe ist es, diese wiederherzustellen.

Ihre Aufgabe besteht nun darin, die natürliche Ordnung wiederherzustellen. Am leichtesten funktioniert das zunächst auf geistiger und seelischer Ebene. Der Körper reagiert auf Ihre Gedanken und Gefühle und versucht dann ebenfalls, die Harmonie wiederherzustellen.

Eine Krankheit wie Krebs erzeugt natürlich auch Ängste, aber Angst und ständige Sorgen verschlechtern alle Funktionen in Ihrem Körper. Nehmen Sie Ihre Erkrankung an, aber lassen Sie sich nicht von negativen Gefühlen und Ängsten beherrschen. Benutzen Sie Ihre Erkrankung zur Neuorientierung, und werfen Sie alle alten und belastenden Vorstellungen über Bord.

Meiden Sie Menschen, die eine negative Einstellung besitzen, die ständig klagen, nörgeln und nur über Ihre Erkrankung sprechen. Suchen Sie statt dessen den Kontakt zu Menschen, die eine lebensbejahende und positive Lebenseinstellung haben. Sie werden bald merken, so etwas ist »ansteckend«.

Nehmen Sie sich die Zeit, die Sie benötigen, für Ihren Körper, Ihre Seele und Ihren Geist. Gebete, positive Affirmationen, autogenes Training, Meditation und die Behandlung mit Bach-Blüten sind Möglichkeiten, mit denen Sie die fehlende Harmonie wiederherstellen können. Welcher Methode Sie den Vorzug geben, ist Ihrem persönlichen Empfinden überlassen. Alle Methoden bewirken, daß Streßfaktoren abgebaut werden, daß sich durch Entspannung innere und äußere Verkrampfungen lösen können, die Körperfunktionen normalisiert werden und die Immunfunktion gesteigert wird.

Ihr Wille kann das Immunsystem stärken

Allein durch die Willenskraft kann man die Immunabwehr positiv beeinflussen.

Mit etwas Training und Geduld ist es schon vielen Patienten gelungen, allein durch die Willenskraft die Immunabwehr positiv zu beeinflussen.

An der Medizinischen Hochschule in Hannover wurde festgestellt, daß tägliche Entspannungsübungen einen positiven Effekt auf das Immunsystem ausüben. Bei krebskranken Frauen, die Entspannungsübungen ausführen, stellte man bereits nach 10 Tagen fest, daß durch diese Techniken die Aktivität der natürlichen Killerzellen erheblich besser war als bei Frauen, die kein Entspannungstraining durchgeführt hatten.

Auch sportliche Betätigung oder körperliche Arbeit ist sehr wichtig. Ausreichende Bewegung aktiviert die Herztätigkeit und die Atmung und sorgt auf diese Weise für eine bessere Sauerstoffversorgung der Gewebe und für einen besseren Abtransport der schädlichen Stoffwechselschlacken.

Glaube versetzt Berge

Starker und intensiver Glaube ist eine Geisteskraft, die Ihr ganzes Leben verändern kann. Ein fester und stetiger Glaube kann selbst in ausweglosen Situationen eine Krankheit rückgängig machen. Wichtig dabei ist, daß Ihr Glaube nicht halbherzig oder ängstlich ist. Versuchen Sie möglichst klare und genaue Vorstellungen zu entwickeln.

Ein fester und stetiger Glaube kann selbst in ausweglosen Situationen eine Krankheit rückgängig machen.

Nicht nur Ihr Körper braucht die richtige Pflege und Medizin, sondern auch Ihre Seele und Ihr Geist. In Krisenzeiten benötigt man etwas mehr davon. Wie kann der Körper gesund werden, wenn die Seele leidet? Heilung kann nicht einfach nur auf den Körper begrenzt werden. Positive Affirmationen sind Medizin für die Seele. Wenigstens zweimal täglich sollten Sie für einige Minuten eine positive Affirmation einige Male wiederholen. Wichtig ist, daß Sie dabei auch gefühlsmäßig beteiligt sind. Versetzen Sie sich bei den Worten, die Sie aussprechen, in einen positiven Zustand und stellen Sie sich den Sinn Ihrer Worte möglichst bildhaft vor. Vertrauen Sie auf Heilung, aber versuchen Sie nichts zu erzwingen. Besonders wirkungsvoll sind die Affirmationen, wenn Sie von rhythmischem Ein- und Ausatmen begleitet werden. Die folgende Affirmation können Sie durch eigene Worte ergänzen. Atmen Sie beim ersten Teil der Affirmation ein und beim zweiten Teil aus.

Jedes Atom und jede Zelle meines Körpers
kehrt in ihre natürliche Ordnung zurück.
Alle unreinen Säfte verlassen jetzt meinen Körper.

Teil 3

Erfahrungen mit Papaya

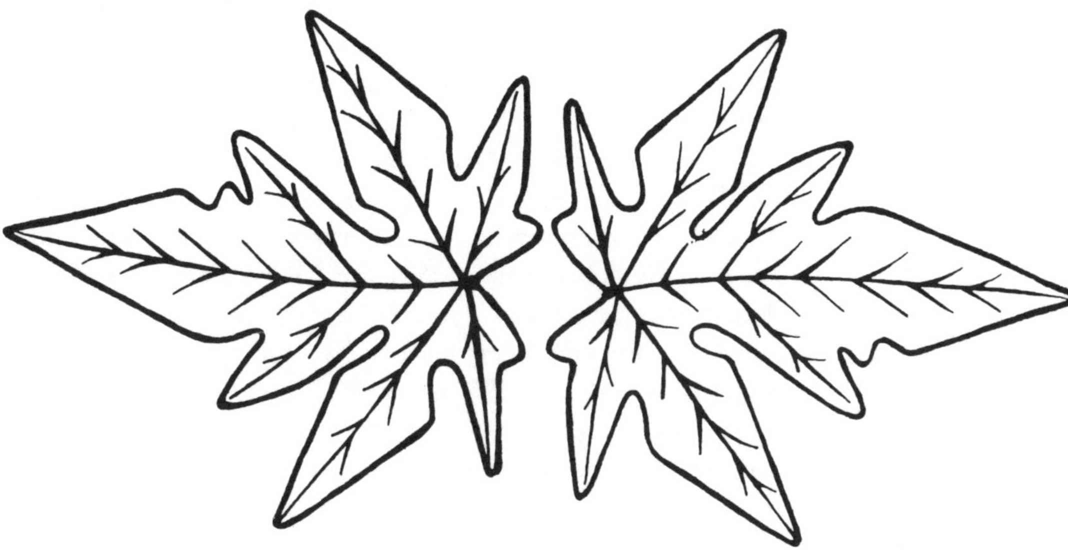

Erfahrungsberichte aus Australien

Vor der Entwicklung des Papaya-Konzentrats waren Krebspatienten auf Blätter und Stiele der Pflanze angewiesen.

Bevor das Papaya-Konzentrat entwickelt wurde, waren die Krebspatienten auf Blätter und Stiele der Papaya angewiesen. Im Juni 93 stand folgender Bericht im Gold Coast Bulletin:

Papayablätter für Krebspatienten gesucht

Papayablätter, die momentan nur schwer zu bekommen sind, werden dringend benötigt, um bei der Behandlung einer Krebspatientin aus Sydney zu helfen.

Papayapflanzer, die bereit sind, die Blätter ihrer Pflanzen abzugeben, werden gebeten, Lynn Peach im Büro des Gold Coast Bulletin in Coolangatta zu kontaktieren. Sie schickt wöchentlich zwei Kilo Papayablätter an eine Krebspatientin in Sydney, aber auch ihr Vorrat wird nicht ewig ausreichen. »Es gibt keine Blätter in Sydney, wir haben es wirklich überall versucht. Man findet sie einfach nur in Queensland.«

Die Blätter gehen an die Krebspatientin Dina Marks aus Sydney, der bereits eine Brust entfernt werden mußte. Sie hat sich einer Ozon- und Chemotherapie unterzogen, hat sich aber nach Aussagen von Lynn Peach inzwischen von der Schulmedizin abgewandt.

»Sie behandelte sich zwei Monate lang mit Papaya-Extrakt, mußte aber die Therapie unterbrechen. Unglücklicherweise hatte sich einer meiner Blätterlieferanten verspätet - sie bekam einen Rückfall. Offensichtlich hatte der Extrakt geholfen. Sie muß die Behandlung jetzt noch drei Monate fortsetzen, und wir brauchen einfach einen neuen Lieferanten. Der Papaya-Extrakt hat auf jeden Fall bewirkt, daß sie sich besser fühlt. So bitten wir jeden, der Zugang zu den Blättern hat, mit uns Kontakt aufzunehmen«, sagt Lynn Peach.

Bob Brinsmead, der Betreiber der Touristenattraktion »Avocadoland« am Tweed, besitzt selbst Papayabäume, die er Krebskranken zur Verfügung stellt. Er sagt: »Daß man jetzt eine krebstötende Wirkung in Papaya festgestellt hat, überrascht mich nicht. In Brisbane wird eine Salbe aus

Papaya-Extrakt hergestellt, die sehr erfolgreich bei der Behandlung von Hautverletzungen ist. Einmal pinselte ich den Saft eines Papayastiels direkt auf eine beunruhigende Wucherung hinter meinem Ohr. So bin ich sie losgeworden.«

Jutta Doherty aus Southport erzählt, daß bei ihrer Mutter, Hedi Kerbel (74), **Blasenkrebs** diagnostiziert wurde. Bei der Operation stellte man fest, daß man den Tumor nicht vollständig entfernen konnte, weil das zu einer Beschädigung der Blasenwand geführt hätte. Die Ärzte sagten, sie hätte immer noch Krebs und müßte deshalb täglich nach Brisbane zur Behandlung. In dieser Zeit begann sie für 3 Monate aus Papayablättern einen Extrakt zu kochen. Als ihr Vorrat zu Ende ging, nahm sie die Schalen der Papaya und kochte sie genau wie die Blätter 2 Stunden lang aus.
Als sie nach einiger Zeit zur Nachsorgeuntersuchung ging, stellten die Ärzte fest, daß sie völlig krebsfrei war. Eine Biopsie einige Zeit später bestätigte dieses Ergebnis. Ihre Tochter sagte dazu: »Meine Mutter ist ein lebendiges Wunder. Ich glaube fest an die heilende Wirkung der Papaya, denn ich habe alles aus nächster Nähe miterlebt und kann bestätigen, daß es funktioniert.«

Durch die Einnahme des Papaya-Extrakts wurde Hedi Kerbel vollständig von Blasenkrebs geheilt.

Weiter erzählte Jutta Doherty von einem Freund, bei dem während eines Besuches in London Krebs diagnostiziert wurde. Man sagte ihm, seine einzige Hoffnung bestünde darin, nach Australien zurückzukehren und sich Papaya-Extrakt zu beschaffen. Er nahm diesen Ratschlag ernst, kehrte zurück, trank monatelang den Extrakt und ist jetzt rundum gesund.

June Bennett, 63, aus Pottsville Beach erzählt, daß sie ihr Leben einem Artikel, der im Mai 1978 im Gold Coast Bulletin erschien, verdankt. Dieser Artikel enthüllte, wie Stan Sheldon seinen **Lungenkrebs** durch regelmäßiges Trinken von Papaya-Extrakt besiegte. Im Juli des gleichen Jahres wurde bei ihr Lungenkrebs diagnosti-

Die Ärzte gaben June Bennett nur noch zwei Monate zu leben - doch der Papaya-Extrakt heilte den Lungenkrebs.

ziert. »Ich wurde ins Prince Charles Hospital in Brisbane eingeliefert, wo ich operiert wurde. Man stellte fest, daß der Krebs schon viel weiter gestreut hatte als ursprünglich angenommen. Jeder Test war positiv«, erzählte sie. »Noch bevor ich aus der Narkose richtig aufgewacht war, sagten die Ärzte meinem Mann, daß ich nur noch zwei Monate zu leben hätte. Er hatte den Artikel über Papaya-Extrakt im Bulletin gelesen und daraufhin Stan besucht. Er kam zurück und verabreichte mir dieses Papayazeug. Ich nahm es drei Monate ein, dann folgten drei Monate Pause, dann nahm ich es wieder drei Monate. Nach dieser Zeit ging ich wieder ins Prince Charles Hospital, und die glaubten immer noch, daß ich sterben würde.«

Drei Jahre später ging es June Bennett immer noch bestens, bis sie plötzlich an sekundärem **Knochenkrebs** erkrankte.

»Abermals sagten mir die Ärzte, ich hätte nur noch zwei Monate zu leben. Man riet mir zu Chemotherapie und Bestrahlung, um die schlimmsten Schmerzen zu lindern, um eine Heilung ging es schon nicht mehr. Zu diesem Zeitpunkt war ich sehr deprimiert, denn ich dachte, ich würde nicht mehr lange genug leben, um die Geburt meines ersten Enkelkindes mitzuerleben. Resigniert ging ich nach Hause und machte erneut eine »Papayakur.« Ich beschloß, Weihnachten im Juli zu feiern, weil ich glaubte, die Weihnachtszeit nicht mehr miterleben zu dürfen. Doch Weihnachten lebte ich immer noch, und auch die Geburt meines ersten Enkelkindes war für mich ein besonderes Erlebnis.«

Weiter erzählte June Bennett:

»Das schlimmste Symptom des Knochenkrebses waren die Schmerzen. Sie sind so schlimm, man kann sie kaum beschreiben! Aber nachdem ich einen Monat den Papaya-Extrakt eingenommen hatte, waren die Schmerzen verschwunden. Die Papaya-Brühe, die ich täglich trank, ist eine dunkle Flüssigkeit, die aussieht wie Brackwasser. Zunächst wirkt sie wie ein Abführmittel, aber offensichtlich hat sie meinen Körper gründlich gereinigt.«

Sie erzählte weiter, wie die Ärzte über ihre Heilung gestaunt hatten und sie sogar als ein Wunder bezeichneten.

Auch bei einem **Tumor im Nacken** konnte Papaya-Extrakt helfen:
»Ich litt unter einem besonders aggressiven Krebs, wie er vor allem bei jüngeren Leuten vorkommt, sagte man mir. Der Tumor in meinem Nacken war schon auf die Größe eines Tennisballs angewachsen, als man mich erneut in eine Chemotherapie schicken wollte. Dann berichtete mir mein Heilpraktiker vom Papaya-Extrakt und verordnete mir die Einnahme über mehrere Wochen hinweg. Ich willigte ohne große Hoffnung, fast schon desinteressiert ein. Niemand, der dies nicht erlebt hat, kann sich vorstellen, wie es für mich war, als sich mein Tumor zurückbildete. Die Ärzte sprachen zunächst von einer unerklärlichen »Spontanremission«, doch ich war mir sicher, es hatte mit dem Papaya-Extrakt zu tun.«

Der Papaya-Extrakt bewirkte eine »Spontanremission« eines tennisballgroßen Tumors im Nacken.

Ein Naturkostladenbesitzer berichtet über einen Kunden mit **Prostatakrebs**:
»Vor einiger Zeit kam einer meiner Stammkunden in den Laden, den ich vor Monaten das letzte Mal gesehen hatte. Ich machte mir Sorgen, denn er sah blaß und stark geschwächt aus. Im Laden setzte er sich mehrmals hin - eine Angewohnheit, die ich als neu empfand. Ich bin normalerweise kein Therapeutentyp, aber ich mußte einfach fragen, was denn los sei. Und so erzählte er mir, daß er unter Prostatakrebs leide, gleichzeitig aber Nierensteine habe, was eine Operation kompliziert mache. Nach allen Therapien sei er so geschwächt, daß ihn die Ärzte heimgeschickt hatten, damit er vor der Operation etwas zunehme. Ich empfahl ihm, die Zeit zu nutzen und einige Wochen lang Papaya-Extrakt einzunehmen. Er nahm es wie einen der vielen gutgemeinten Tips, die man als Krebskranker erhält, ließ sich aber von mir überzeugen.
Als er Monate später wieder in den Laden kam, erkannte ich ihn kaum wieder: Er strahlte vor Zuversicht und sah merklich gesundet aus: Sein Krebs hatte sich aufgelöst, seine Nierensteine waren verschwunden!«

Obwohl das Lungenkarzinom schnell wuchs und auch die Leber bereits mit Metastasen befallen war, bewirkte der Papaya-Extrakt einen Rückgang des Krebses.

Der Bericht eines besorgten Sohnes – Diagnose **Lungenkrebs:**
»Ich bin ja eigentlich in naturheilkundlichen Dingen firm. Als mein Schwiegervater die Diagnose Lungenkrebs erhielt, wußte ich, daß die Schulmedizin nicht viel aufzubieten hatte und probierte mein Wissen an meinem Vater durch. Er machte eine Weile mit, doch die Diagnosen wurden immer deprimierender. Es handelte sich um ein besonders schnell wachsendes Karzinom, und wir alle schienen dazu verdammt, zuzuschauen, wie es meinen Schwiegervater im wahrsten Sinne des Wortes auffraß. Eine Freundin, auch Heilpraktikerin, riet mir, ihm Papaya-Extrakt zu geben - etwas völlig Neues für mich. Fast zur gleichen Zeit stellte man auch Metastasen in seiner Leber fest. Es gab kaum mehr Hoffnung, als er einige Monate später bei einer der vielen durchlittenen Untersuchungen sah, wie der Blick des Arztes den typischen Schleier der Routine verlor. Der Krebs war zurückgegangen! In der Folgezeit kam mein Schwiegervater, der Totgesagte, zusehends zu Kräften, die Vitalität, die ich an ihm so liebte, kehrte in ihn zurück, und die Meldungen der Ärzte wurden immer euphorischer: Er hatte den Krebs überwunden.«

Ein starker Raucher mit **Lungenkrebs** profitiert ebenfalls vom Papaya-Extrakt:
»Vor ungefähr drei Jahren erlitt mein Schwiegervater einen leichten Angina-pectoris-Anfall. Er wurde in ein Krankenhaus eingeliefert, und nach einer Reihe von Untersuchungen an seinem Herz entschlossen sich die Ärzte, ihm vier Bypässe zu legen. Während der Untersuchungen wurde außerdem ein Schatten auf der Lunge entdeckt, der sich in der Biopsie als schnell wachsender Lungentumor herausstellte. Mein Schwiegervater war zeitlebens ein starker Raucher. Zum Zeitpunkt der Diagnose war er 65 Jahre alt. Auf Grund der Herzoperation schien den Ärzten eine Behandlung des Lungenkrebses lebensgefährlich zu sein, und sie erklärten ihn für inoperabel.
Drei Monate nach seiner Herzoperation unterzog sich Walter einer einmonatigen Bestrahlung des Lungentumors. Röntgenaufnahmen zeigten

danach, daß der Tumor nicht gewachsen war. Auf unsere Empfehlung hin entschied sich Walter, den Papaya-Extrakt und das Kombucha-Konzentrat einzunehmen. Nach einer dreimonatigen Behandlung mit Papaya wurde er erneut von einem Spezialisten untersucht. Der Doktor war höchst erfreut über Walters Besserung und gab ihm folgenden Rat: »Was immer Sie tun, machen Sie weiter so! Ihr Zustand ist hervorragend.«

Er wußte nicht, daß Walter Papaya-Extrakt einnahm. Der Lungentumor war nicht gewachsen. Drei Monate später hatte Walter erneut einen Termin bei seinem Arzt. Auch diesmal zeigten die Röntgenaufnahmen keine Vergrößerung des Tumors. Walter nahm den Papaya-Extrakt immer noch täglich ein.
Weitere drei Monate später ergaben erneute Untersuchungen und Röntgenbilder, daß der Tumor immer noch nicht größer geworden war.
Wieder drei Monate später zeigten Nachfolgeuntersuchungen und Röntgenbefund etwas Unglaubliches: Der Tumor schien sich zu verkleinern. Der Arzt konnte sich das nicht erklären.
Sechs Monate danach war der Tumor völlig verschwunden. Die Röntgenaufnahmen von Walters Lunge zeigten keine Spur eines Tumors.
Seit der Krebsdiagnose sind bereits drei Jahre vergangen. Walter litt an einem sich schnell vergrößernden Lungentumor, darum gaben ihm die Ärzte nur noch zwei Jahre zu leben.
Heute ist er fit und freut sich seines Lebens. Das Papaya-Konzentrat nimmt er immer noch täglich ein!

Drei Jahre nach der Krebsdiagnose ist Walter gesund, fit und lebensfroh, obwohl im die Ärzte nur zwei Jahre zu leben gaben.

Erfahrungsberichte aus Europa

Deutsche Patienten nehmen das Papaya-Konzentrat erst seit kurzer Zeit ein, doch wurde bereits eine Stagnation, Teilremission oder Einkapselung eines Tumors erreicht.

Das Papaya-Konzentrat ist erst seit relativ kurzer Zeit bei uns erhältlich. Kaum ein Krebsgeschwür löst sich innerhalb von 2-3 Monaten vollständig auf. Dies ist wohl eher die Ausnahme, aber wie wir aus verschiedenen Erfahrungsberichten wissen, ist auch das durch Papaya-Konzentrat in wenigen Fällen möglich.

Die deutschen Erfahrungsberichte, die uns vorliegen, sind brandneu. Die meisten Patienten nehmen das Papaya-Konzentrat erst seit wenigen Monaten ein. Aber auch in dieser kurzen Zeit wird deutlich, daß zumindest eine Stagnation, Teilremission oder Einkapselung des Tumors mit dem Papaya-Konzentrat erreicht wurde. In vielen Fällen sind Patienten erst dann bereit, einen ausführlichen Erfahrungsbericht zu schreiben, wenn hundertprozentig klar ist, daß Papaya für die Auflösung des Tumors oder der Metastasen verantwortlich ist.

Da die meisten Patienten das Papaya-Konzentrat ergänzend zu anderen schulmedizinischen Behandlungsmethoden einnehmen, ist nur in wenigen Fällen deutlich zu erkennen, welche Methode letztlich eine Heilung oder Besserung bewirkte.

Es ist durchaus zu verstehen, daß jeder Krebspatient alle Behandlungsmethoden und Mittel anwenden möchte, die Hilfe versprechen. Verständlicherweise ist keiner bereit, sich als »Versuchskaninchen« zur Verfügung zu stellen, nur um *ein* Präparat zu testen. Nur Personen, die das Vertrauen in die Schulmedizin völlig verloren haben oder aus anderen Gründen keine konventionellen Behandlungsmethoden einsetzen möchten, sind bereit, das Papaya-Konzentrat alleine zu nehmen. Auffallend ist jedoch, daß fast alle Patienten, die das Papaya-Konzentrat eingenommen haben, schon nach kurzer Zeit über Schmerzfreiheit, besseres Allgemeinbefinden, vermehrten Appetit und eine deutlich bessere Stimmungslage berichten.

Jeder, der eine Chemotherapie hinter sich hat, weiß, daß das ohne Papaya oder andere alternative Behandlungsmethoden nicht möglich ist - im Gegenteil, die konventionellen Behandlungsmethoden sind in der Regel so aggressiv, daß der Patient körperlich und seelisch sehr leidet und deshalb schnell den Lebensmut verliert. Weil aber ganz besonders der Krebspatient Lebenswillen, Kraft und ein gutes Allgemeinbefinden benötigt, um diese Erkrankung zu besiegen, ist ein Mittel wie das Papaya-Konzentrat eine enorme Hilfe.
Inzwischen wird das Papaya-Konzentrat in Deutschland, Liechtenstein und in der Schweiz in verschiedenen Arzt- und Naturheilpraxen und Kliniken von Ärzten und Heilpraktikern eingesetzt. In der Hufeland-Klinik in Bad Mergentheim werden seit kurzer Zeit die ersten Patienten unter Aufsicht renommierter Ärzte mit Papaya-Konzentrat behandelt.

Die konventionellen Behandlungsmethoden sind so aggressiv, daß der Patient körperlich und seelisch leidet und seinen Lebensmut verliert.

Ein Naturarzt aus der Schweiz berichtet über eine Patientin mit **Gebärmutterkrebs**:
»Das Papaya-Konzentrat habe ich durch eine Patientin mit metastasierendem Mamma-Ca kennengelernt. Die Ärzte im U.S.Z. (Universitätsspital Zürich) haben die Frau im November 1996 aufgegeben (Lebenserwartung noch 2 Wochen). Nach dieser vernichtenden Diagnose nahm die Frau jeden Tag bis zur Durchfallgrenze Papaya-Konzentrat ein, und ihr Zustand besserte sich. Die Ärzte stehen vor einem Rätsel. Ende September 1997 habe ich mit ihr telefoniert, und sie berichtete, daß sie inzwischen wieder fast beschwerdefrei ihrer Arbeit nachgehen kann.
In der Zwischenzeit habe ich circa 30 Patienten mit unterschiedlichen Erkrankungen mit dem Papaya-Konzentrat behandelt. Die Erfolge sind ausgezeichnet.«

Bei einem 62jährigen Rentner aus Deutschland wurde **Leberkrebs** diagnostiziert. Gleichzeitig zur Chemotherapie nahm er täglich das Papaya-Konzentrat ein. Bei der Nachuntersuchung im Juni 97 wurde ein Rückgang der Metastasen festgestellt. Er sagte: »*Aufgrund der Einnahme von Papaya-Konzentrat hatte ich keine Schmerzen, und es ging mir wesentlich besser als im April, wo ich kein Konzentrat mehr hatte, die Schmerzen waren damals wesentlich größer.*«

Eine 62jährige Rentnerin aus Berlin, die an **Darmkrebs** litt, hat folgende Erfahrungen mit dem Papaya-Konzentrat gemacht:
»*Schon nach 5-6 Tagen waren meine Schmerzen verschwunden. Nach weiteren drei Monaten hörten auch die Koliken und das Erbrechen auf. Der Tumor ist innerhalb eines halben Jahres nur unwesentlich gewachsen.« Sie will auf jeden Fall das Papaya-Konzentrat weiter nehmen. Außer einem bestimmten Herzmedikament nahm sie neben Papaya-Konzentrat keine weiteren Medikamente. Eine Operation war durch eine schwere Herzerkrankung bisher nicht möglich.*«

Die Einnahme des Papaya-Konzentrats steigerte den Appetit, verbesserte die Stimmung und ließ den Tumor zurückgehen.

Eine 86jährige Rentnerin aus Deutschland, die unter einer sehr **massiven Krebserkrankung** litt, berichtete nach einer sechswöchigen Einnahme von Papaya-Konzentrat über mehr Appetit, eine optimistischere Stimmungslage und das Wiederaufnehmen gesellschaftlicher Aktivitäten. Bei der letzten Untersuchung, Ende Juni, stellte der Arzt fest, daß sich der Tumor bereits zurückgebildet hatte. Neben den Tabletten, die ihr Arzt ihr verordnet hatte, nahm sie regelmäßig das Papaya-Konzentrat. Sie sagt: »*Mein Allgemeinbefinden hat sich wesentlich gebessert, ob das auf die Tabletten oder auf Papaya zurückzuführen ist, kann ich nicht beurteilen. Das Papaya-Konzentrat werde ich auf jeden Fall weiterhin einnehmen.*«

Bei einem 74jährigen Kapitän aus der Schweiz wurde **Prostatakrebs** mit **Metastasen in den Knochen** diagnostiziert. Die schulmedizinische Behandlung bestand aus Chemotherapie und dem Medikament Prednisone. Er sagte: »*Weil die ungefähr gleichzeitige Einsetzung von Prednisone und Papaya-Konzentrat erfolgte, weiß ich nicht,* *welches Präparat eine Verbesserung gebracht hat. Aber die Wirkung ist da und das Vertrauen in Papaya auch.«*

Ein 72jähriger Rentner aus Nauheim leidet an **Nierenkrebs** mit **Metastasen in den Knochen**. Die bisherige Behandlung bestand aus einer Operation, Chemotherapie und den Medikamenten Wobe Mugos E und Ostac. Zusätzlich nahm er das Papaya-Konzentrat. Bei der Nachsorgeuntersuchung im Juni 97 konnte man von dem Primärtumor nicht mehr viel erkennen. Er ist sehr zuversichtlich und hofft, das sich seine Metastasen jetzt auch so schnell auflösen.

Der Primärtumor bildete sich nach der Einnahme des Papaya-Konzentrats zurück.

Eine 51jährige Hausfrau aus Ungarn, die an **Leberkrebs** leidet, berichtet nach einer 10tägigen Einnahme von Papaya-Konzentrat: *»Ich habe keine Schmerzen mehr, der Appetit ist wiedergekehrt, ich fühle mich viel wohler und bin nicht mehr deprimiert.«*
Die bisherige Behandlung bestand aus Chemotherapie und dem Medikament Zantic. Nachdem sie zusätzlich einige Monate lang das Papaya-Konzentrat einnahm, stellte man bei der letzten Untersuchung fest, daß Leber und Milz nur noch mäßig vergrößert waren, die Metastasen in der Leber abgenommen hatten und der Konglumerattumor fast völlig verschwunden war.

Ein 69jähriger Kunstmaler, bei dem **Prostatakrebs** festgestellt wurde, berichtet nach einer achtwöchigen Einnahme von Papaya-Konzentrat über eine bessere Stimmungslage und über Schmerzfreiheit. Zusätzlich nahm er ein Mistelpräparat (Iscador) und homöopathische Medikamente ein.

Bei einem Patienten mit **Prostatakrebs** aus der Schweiz senkten sich die Tumormarker nach der Einnahme von Papaya-Konzentrat in auffälliger Weise.

Eine 71jährige Hausfrau mit **Brustkrebs** berichtet, daß sie nach einer siebenwöchigen Einnahme von Papaya-Konzentrat keine Schmerzen mehr hat, eine bessere Verdauung, ein besseres Allgemeinbefinden, eine zunehmende Kräftigung verspürt und endlich wieder Appetit hat. Außer Papaya nahm sie täglich dreimal das Medikament Tamoxifen.

Ein 60jähriger Beamter mit operiertem **Darmkrebs** und **Metastasen in der Schilddrüse** empfand nach einer vierwöchigen Papaya-Kur eine zunehmende Kräftigung und eine bessere Stimmungslage.

Eine Frau aus der Schweiz berichtete: *»Nach monatelangem Schweigen spricht meine Mutter wieder, dank dem Papaya-Konzentrat.«*

Eine Frau aus Geldern schildert: *»Nach monatelanger Bettlägerigkeit (Speiseröhrenkrebs) konnte mein Mann wieder aufstehen. Er wird Papaya auf jeden Fall weiterempfehlen.«*

Dank des Papaya-Extraktes konnten keine Metastasen oder Zellveränderungen festgestellt werden.

Bei einer 57jährigen Hausfrau aus der Schweiz wurde im Februar 1995 **Lungenkrebs** diagnostiziert. Genau ein Jahr später traten Metastasen im rechten Oberarm und im Knochen auf. Das Jahr darauf wurden auch in der linken Armkugel Metastasen festgestellt. Der Tumor aus der Lunge wurde entfernt sowie die Metastasen aus dem Oberarm. Anschließend erhielt sie eine Strahlentherapie.
Die Patientin berichtet: *»Nach den beiden Operationen hatte ich mich schnell wieder erholt, nur eine gewisse Müdigkeit war zurückgeblieben. Nach der Einnahme des Papaya-Konzentrates ging es mir wesentlich besser. Nach den letzten großen Untersuchungen im Juni 97 konnten dank des Papaya-Extrakes keine Metastasen oder Zellveränderungen festgestellt werden.«*

Eine 56jährige Patientin aus Hamburg, die an **Unterleibskrebs** litt, bemerkte schon nach 14 Tagen eine zunehmende Kräftigung, ein besseres Allgemeinbefinden und einen gesunden Appetit. Außer einer Ausschabung wurde bei ihr keine weitere Therapie durchgeführt. Auch zum Papaya-Konzentrat nahm sie keine anderen Medikamente. Sie ist froh, daß sich ihr Gesundheitszustand soweit stabilisiert hat, und nimmt das Papaya-Konzentrat weiterhin ein.

Die Tochter einer 86jährigen Frau mit **Magenkrebs** erzählt:
»Bei meiner Mutter wurde Magenkrebs diagnostiziert. Nach Einnahme von 4 Flaschen Papaya-Konzentrat ging es meiner Mutter wieder besser. Sie hatte eine geregelte Verdauung, einen besseren Appetit und nahm auch wieder an Gewicht zu. Vor allem aber freuten wir uns darüber, daß die Magenblutungen aufhörten. Nach der Chemotherapie war meine Mutter soweit geschwächt, daß sie kaum noch laufen konnte. Das Papaya-Konzentrat ist wirklich weiterzuempfehlen.«

Einhellig bestätigen die Erfahrungsberichte: Papaya hilft bei der Erholung von Körper, Geist und Seele nach einer Chemotherapie.

Über eine 69jährige Rentnerin aus Berlin mit **Lungenkrebs** wird berichtet:
»Nach einer 67tägigen Papayakur hat sich der Tumor abgekapselt, obwohl nach Diagnose der Ärzte nur noch 4 Monate Lebenserwartung bestand. Außer Papaya-Konzentrat nahm die Patientin keine weiteren Medikamente gegen Krebs, auch andere Behandlungsmethoden wurden nicht eingesetzt.«

Berichte über die Heilung anderer Beschwerden

- Eine 40jährige Frau, die das Papaya-Konzentrat **prophylaktisch** einnahm, schildert ihre Erfahrungen folgendermaßen:*»Eigentlich bin ich gar nicht richtig krank, aber seit längerer Zeit fühle ich mich auch nicht richtig gesund. Immer wieder melden sich kleine, lästige Beschwer-*

Die prophylaktische Einnahme des Papaya-Konzentrats verbesserte die Stimmung, beseitigte die chronische Müdigkeit und klärte die Haut.

den. Mal sind es leichte Magenschmerzen, dann wieder kneift der Bauch, sobald es kalt wird, schmerzen die Gelenke, und die lästigen Pickel auf meiner Haut werde ich ebenfalls nicht los.
Aus diesen Gründen habe ich mich entschlossen, das Papaya-Konzentrat einzunehmen. Nach circa 14 Tagen stellte sich ein starker Durchfall ein und ich hatte das Gefühl, als würde mein Körper alle krankmachenden Substanzen hinausbefördern. Kurz danach besserte sich tatsächlich mein Allgemeinbefinden. Meine Stimmung wurde besser, meine chronische Müdigkeit verschwand völlig, und meine Haut wurde klarer. Seitdem ich täglich dieses Konzentrat einnehme, brauche ich weniger Schlaf als vorher und habe einen deutlichen Zuwachs an Energie und Kraft erhalten.«

Auch bei vielen anderen Beschwerden ist die Behandlung mit Papaya-Konzentrat vielversprechend.

- Ein Naturarzt aus der Schweiz, der Papaya-Konzentrat in seiner Praxis einsetzt, schickte mir folgende kurze Mitteilung:
»Eine 30jährige Frau mit starker **Akne** *wurde innerhalb von 2 Wochen durch Papaya-Konzentrat geheilt.«*
- Eine 55jährige Frau mit **Ischiasproblemen** hat plötzlich keine Schmerzen mehr.
- **Depressive Verstimmungen** durch einen belasteten Stoffwechsel sprechen hervorragend auf das Papaya-Konzentrat an.
- Eine 65jährige Frau mit **nervösen Darmbeschwerden** (d.h., jeden Tag zwischen 6.00 und 8.00 Uhr setzte starker Durchfall ein) war nach 3 Wochen beschwerdefrei. Täglich nahm sie dreimal 5 Milliliter Konzentrat.
- Eine 40jährige Frau, die seit 15 Jahren unter starkem **Parasitenbefall** litt (Amöben), wurde hochdosiert mit Papaya behandelt (dreimal 20 Milliliter pro Tag). Immer wieder quälten sie schreckliche Bauchschmerzen, obwohl sie bereits sämtliche Antibiotika-Kuren durchgemacht hatte. Nach 10tägiger Einnahme des Papaya-Konzentrates stellte sich zum erstenmal eine völlige Schmerzfreiheit ein. Nach zweimonatiger Behandlung war sie vollständig geheilt.

Anhang

Bezugsquellen

• Papaya-Superconcentrate
Rüdiger O. Schlegel
Arndtstr. 8, 57072 Siegen
Telefon und Fax: 0271/24986

• MediTech-Gesundheitsprodukte
Otto-Schuster-Straße 29, 73760 Ostfildern-Nellingen
Telefon 0711/3414308
Papaya-Superconcentrate, Haifischknorpelkapseln und Pulver und vieles andere.

Papaya-Enzym-Kautabletten, Vitamine, Mineralstoffe, Spurenelemente, Spirulina, verschiedene Antioxidantien, Green Kamut, Alfalfa, Grüner-Tee-Kapseln, Lecithin, Lapacho-Tee, essentielle Fettsäuren, OPC-Pycnogenol, red. Glutathion, Haifischknorpel, SOD 3, Shiitake-Trinkampullen, Rote-Bete-Kapseln, Germanium, Teststreifen für die Harnanalyse erhältlich bei
• Green Power International
Economiestraat 39, NL-6433 KC Heerlen-Hoensbroek

Vitamine, Mineralstoffe, Spurenelemente, Cat's Claw, Cholin und Inosit, verschiedene Antioxidantien, DHEA, pH Basic und vieles mehr bei:
• Nature's Plus - Delta Star Nutrients
Byronstraat 10, NL-5924 XM Venlo

Kombucha-Tee-Pilz und -Tropfen nach Dr. Sklenar
• Rosina Fasching
Postfach 89, A-9020 Klagenfurt

Kombucha-Tee-Pilz
• Arbeitskreis Gesund leben, z. Hd. Dr. Harnisch
Dorfbauerschaft 18, 48231 Warrendorf-Einen

• Spirulina-Produkte:
Spirulina platensis Hau, Spirusana plus- Selen Spirulina, Zink Hefefrei-Hau & Spirulina, Chlorella, in Apotheken erhältlich (Auslieferung über Fa. Wira, Süssen).

In der **Schweiz** und Liechtenstein ist Papaya-Konzentrat unter folgenden Adressen erhältlich:

Andrea E. Hauri
Naturarzt, Haut- und Schmerzzentrum
Schützenstr. 42, CH-9101 Herisau,
Tel.: 071/3525103, Fax: 071/3525103

Peter Marti, Naturarzt
Länggasse 1, CH-3600 Thun,
Tel.: 033/2227585

Natura-Nendeln
Kurt Hungerbühler, Heilpraktiker
Churerstrasse 255, FL-9485 Nendeln,
Tel. und Fax: 075/5733450

Zusätzliche Informationen

Kontakt zur Autorin, weiterführende Informationen zu Papaya und »Fühl sich wohl-Seminare«:

Andrea Ehring,
Finkenweg 5, 41379 Brüggen
Verlag Peter Erd,
Postach 75 09 80, 81339 München

Literatur

C. Bachmann: Die Krebsmafia, Fischer, Frankfurt 1983
A. Ehring: Fühl dich wohl, Verlag Peter Erd, München 1996
A. Ehring: Was Frauen an Männern mögen, Verlag Peter Erd, München 1997
A. Ehring: Kombucha ABC, Verlag Peter Erd, München 1997
Dr. I. Hobert: Die Heilungsgeheimnisse der Aborigines, Verlag Peter Erd, München 1998
Dr. J. W. Lane, Linda Comac: Warum Haie gegen Krebs immun sind, Ullstein Verlag, Berlin 1994
E. Lückheide: Ich habe mir einen Olivenbaum versprochen, Verlag Peter Erd, München 1995
Ocampo Méndez, Marcela, ABC des Lapacho-Tees Verlag Peter Erd, München 1997
L. Pauling: Das Vitamin-Programm, Goldmann Verlag, München 1990
Dr. med. Pflugbeil, Dr. med. I. Niestroj : Vital Plus, Herbig Verlag, München 1990
I. Oetinger etc.: Von Mikrowelle bis Aryurved, Buchdienst Oetinger, Öhringen 1992
H. Ruesch: Die Pharma-Story, Hirthammer Verlag, München 1995
R. O. Schlegel: Krebsheilpflanze der Aborigines, Bio Nr. 1/97
Dr. P. Trattenbach: Enzyme. Aktivstoffe des Körpers, Knaur Verlag, München 1996
Verschiedene Autoren: Biological Response Modifiers, G. Braun Verlag, Karlsruhe
B. Werner: Das Krebszeitalter, Knaur Verlag, München 1993
H. Wrba: Kombinierte Tumortherapie/Sonderdruck, Hippokrates Verlag, Stuttgart 1995
Wobenzym-N, Phlogenzym, Mulsal N: Basisbroschüre zur systemischen Enzymtherapie, Mucos, Geretsried 1992

Anmerkungen

(1) H. E. Hamilton, G. S. Melville, S. A. Moss, Radioprotection of Rodents with Papain, USAF-Scholl of Aerospace Medicine, Texas 1969
(2) Rüdiger O. Schlegel, Krebsheilpflanze der Aborigines, Bio Nr.1/97

Adressen, die helfen

Hier finden Sie Kliniken, die bei Krebs sanfte/alternative Therapien anwenden.

Postbezirk 1

- Krankenhaus Moabit
Berlin, Turmstr. 21, Tel.: 030/39371
- Ev. Krankenhaus Lutherstift
Frankfurt/Oder, Hildebrandstr. 22, Tel.: 0335/5542187

Postbezirk 2

- Kurklinik Lütjensee (Privatklinik)
Lütjensee, Großenseersstr. 18, Tel.: 04154/79270
- Allg. Krankenhaus Ochsenzoll
Hamburg, Langenh. Chaussee 560, Tel.: 940/52712309
- DRK- und Freimaurer Krankenhaus
Hamburg, Suurheid 20, Tel.: 040/8191546

Postbezirk 3

- Habichtswald-Klinik
Kassel, Wigandstr. 1, Tel.: 0561/31080
- Marienklinik (Privatklinik)
Bad Rehburg, Allee 14, Tel.: 05037/5027
- Werner-Zabel-Institut (Privatklinik)
Bad Salzuflen, Parkstr. 48, Tel.: 05222/61111
- Paracelsus-Klinik am Silbersee
Langenhagen, Oerstzeweg 24, Tel.: 0511/77940-

• Sonnenberg-Klinik
Bad Sooden, Hardstraße 13,
Tel.: 05652/541
• Sanatorium am Stadtpark
Bad Harzburg, Goslarsche Str. 11,
Tel.: 05322/78090

Postbezirk 4
• Tumorambulanz
Düsseldorf, Hagener Str. 55,
Tel.: 0211/294841

Postbezirk 5
• Veramed-Klinik
Meschede, Am Tannenberg,
Tel.: 0291/2090
• Park-Klinik
Hennef, Kurhausstr. 27,
Tel.: 02242/8806

Postbezirk 6
• Villa Medica
Edenkoben, Klosterstr. 179,
Tel.: 06323/8020
• Vita-Natura-Klinik
Eppenbrunn, Altschloßstr. 1,
Tel.: 06335/348349
• Therapiezentrum für Biologische Medizin (Tagesklinik)
Wiesbaden, Bahnhofsstr. 39,
Tel.: 0611/301215
• Tagesklinik Biologische Nachbehandlung Elbtal, Kirchstr. 8,
Tel.: 06436/3875

Postbezirk 7
• Klinik Friedenweiler
Friedenweiler, Kurhausweg 2,
Tel.: 07561/2080
• BioMed-Kinik
Bergzabern, Tischberger Str. 5,
Tel.: 06343/7050
• Filder-Klinik
Filderstadt, Haberschlaiheide,
Tel.: 0711/77031
• Klinik Öchselbronn
Niefern, Am Eichhof, Tel.: 07233/680
• Graether-Sanatorium
Dornhan, Fürnsal,
Tel.: 07455/1021
• Sanatorium Sonne
Freudenstadt, Straßburger Str. 43,
Tel.: 07441/6045
• Sanatorium Refugium
Wildbad Alte Steige 50,
Tel.: 07081/2091
• Klinik am Germannwald
Villingen, Oberförster-G.-Str.
Tel.: 07721/8790
• Schwarzwald-Sanatorium Obertal
Baiersbronn, Rechtmurgstr. 27,
Tel.: 07449/840

Postbezirk 8
• Privatklinik St. Georg
Bad Aibling,
Rosenheimer Str. 6,
Tel.: 08061/3980
• Veramed-Klinik
Brannenburg, Postfach 1153,
Tel.: 08034/3020
• Spezialklinik für Naturheilverfahren
Höhenkirchen, Bahnhofstr. 16,
Tel.: 08102/893
• Krankenhaus für Naturheilweisen
München, Sanatoriumsplatz 2,
Tel.: 089/625050
• Waldhausklinik
Stadtbergen, Dandbergstraße 47,
Tel.: 0821/431021
• Reha-Klinik
Heiligenberg, Fürstenbergstr. 3,
Tel.: 07554/80000

Postbezirk 9
• Caspers Kliniken
Bad Füssing, Beethovenstr.1,
Tel.: 08531/21001
• Privatklinik Michael-Vogel-Straße
Erlangen, M.-Vogel-Straße 1d,
Tel.: 09131/826411
• Hufeland-Klinik
Mergentheim, Löffelstelzer Str. 1,
Tel.: 07931/ 5360

Schweiz
• Lukas-Klinik
Alesheim, Brachmattstr. 19,
Tel.: 0041/6170/13333
• Aeskulap-Klinik
Brunnen, Postfach,
Tel.: 0041/4333/1122

Auskünfte zu allen alternativen/natürlichen Therapien
erteilt die Gesellschaft für Biologische Krebsabwehr
Postfach 10 25 49
69117 Heidelberg
Tel. 06221/161525

Register

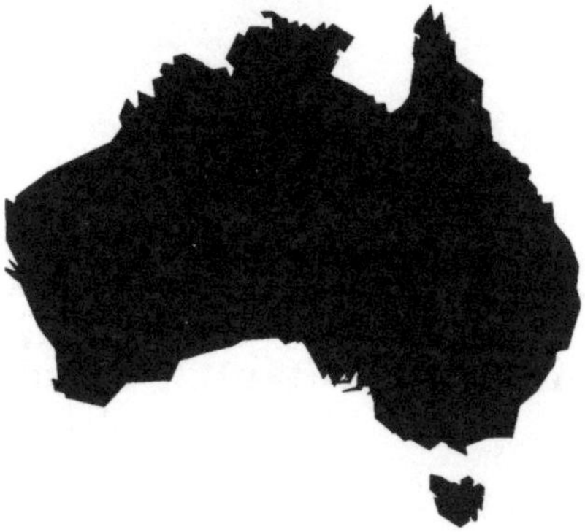

PAPAYA SUPER CONCENTRATE

Made in Australia

»Die bioaktive Alternative aus Australien«

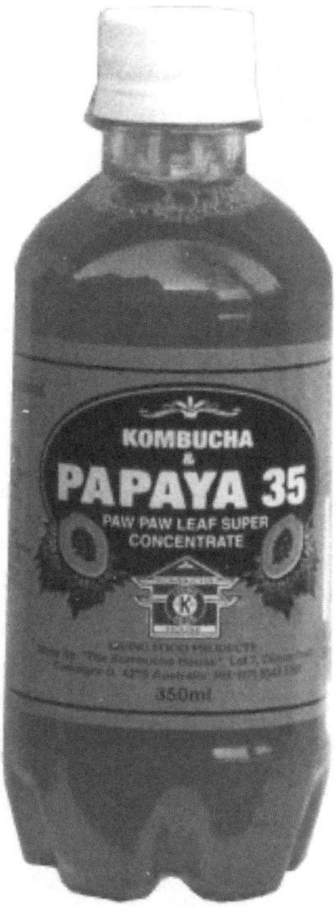